名老中医 徐敬才 验案选

跟诊笔录

徐敬才 主审
徐 宁
　　杨希勇 ○ 著

全国百佳图书出版单位
中国中医药出版社
·北 京·

图书在版编目（CIP）数据

跟诊笔录：名老中医徐敬才验案选 / 徐宁，杨希勇
著 . — 北京：中国中医药出版社，2023.11
ISBN 978 - 7 - 5132 - 8401 - 1

Ⅰ . ①跟… Ⅱ . ①徐… ②杨… Ⅲ . ①医案—汇编—
中国—现代 Ⅳ . ① R249.7

中国国家版本馆 CIP 数据核字（2023）第 179290 号

中国中医药出版社出版

北京经济技术开发区科创十三街 31 号院二区 8 号楼
邮政编码　100176
传真　010-64405721
廊坊市佳艺印务有限公司印刷
各地新华书店经销

开本 880×1230　1/32　印张 4.5　字数 124 千字
2023 年 11 月第 1 版　2023 年 11 月第 1 次印刷
书号　ISBN 978 - 7 - 5132 - 8401 - 1

定价　45.00 元
网址　www.cptcm.com

服 务 热 线　010-64405510
购 书 热 线　010-89535836
维 权 打 假　010-64405753

微信服务号　zgzyycbs
微商城网址　https://kdt.im/LIdUGr
官 方 微 博　http://e.weibo.com/cptcm
天猫旗舰店网址　https://zgzyycbs.tmall.com

如有印装质量问题请与本社出版部联系（010-64405510）
版权专有　侵权必究

序　言

余从医四十余载，出于对中医的执着，不断思考和探索，去寻求解除疾病的钥匙，在此过程中，深深地被中医传统经典理论所折服。但随着时代的进步和人类文明的发展，以及生活习惯和社会环境的改变，新的疾病和痛苦随之而来，时代赋予我们医务工作者战胜疾病的使命。

吾辈勇于探索，中西汇通，师古而不泥古，不断创新。我认为，无论经方、时方、验方，解决问题的就是好方；中医、西医，解除疾患就是上医。中西医应互相学习，以解开疾病的面纱，永攀医学高峰。

吾临证中少有见解，学生徐宁和杨希勇对部分病案整理分析，现予公布。不正之处敬请指出，望共勉。

徐敬才

2023 年 8 月

前　言

　　徐敬才教授有着丰富的临床经验，我有幸拜于老师门下，承蒙不弃，常跟诊于左右，亲眼目睹诸多顽疾被治愈。今搜集老师在山东省省立医院中医科门诊和日新门诊期间治疗疾病的部分医案，选择其中记录比较完整且疗效确切的病例进行整理，并以中医辨证施治的观念结合理法方药的要求加以阐述，每个病例都有病案分析或按语。

　　书中目录编排以西医病名为主，对于寻找对应西医病名困难的仍应用中医病名。老师在治疗疾病过程中，一般都是单用中药进行治疗，如果是中西药同时并进的，则在医案中加以说明。

　　老师工作在综合医院，精通中医，熟知西医医理，提倡中西医融合，很多疑难杂症多迎刃而解。老师诊病，先辨病后辨证，多种辨证结合，经方、时方、验方并用，在治疗疾病过程当中，重视固护中焦，执中央而旁达四方，三焦得通，气血得畅，疾病乃愈。对发热性疾病积极运用中医、中药的优势，以卫气营血辨证为主，兼用六经、三焦辨证，多获良效。治疗慢性病注重治本为主，标本兼顾，立方以精、简为主，不拘泥死方，且熟知本草，药物的各种疗效在方中得以有效发挥，特别是对肺结节、巨细胞病毒感染、肺不张等疑难病有独到的见解。

本书收录医案 94 例、老师所写杂谈 2 篇，不敢独享，以示共勉，愿书中诊治思路与遣方用药经验能给予中医临床工作者以启发。但整理出来的病种、病例有限，仅能一鳞半爪地反映出老师的经验和特长。至于他的学术思想，更不能在书中充分地体现出来，未尽之处，诚恳地希望广大读者提出宝贵的意见和建议，以便进一步完善。

杨希勇

2023 年 8 月

目　录

第三章　儿科疾病

第四章　皮肤科疾病

第一章 内科疾病

第一节 肺系病证

咳 嗽

案一

刘某，男，45岁。

初诊（1991年8月6日）：诉咳嗽频急，无痰，咽痒，纳可，眠可，二便调，舌淡，苔薄白，脉弦结代。两肺无干湿啰音，心律不齐，期前收缩每分钟10次以上，心率70～80次/分钟，心跳有力。

辨证：心气阴两虚，逆气上扰。

治法：益心气，养心阴，止咳。

处方：炙甘草15g，桂枝9g，人参6g，生姜9g，生地黄50g，阿胶6g，麦冬12g，火麻仁10g，大枣15g，蒺藜10g，蝉蜕10g，钩藤10g，浙贝母15g，芦根30g。3剂，水煎服，每日1剂，分2次服。另服普罗帕酮，每次100mg，每日3次。

二诊（1991年8月10日）：咳停，咽舒，纳可，眠可，二便调，舌淡，苔薄白，脉弦。两肺正常，心律正常，无期前收缩，心率60～65次/分钟，无杂音。

辨证：心气阴两虚。

治法：益心气，养心阴。

处方：炙甘草15g，桂枝9g，人参6g，生姜9g，生地黄50g，阿胶6g，麦冬12g，火麻仁10g，大枣15g，蒺藜10g，蝉蜕10g，钩藤10g。3剂，水煎服，每日1剂，分2次服。停服普罗帕酮。

三诊（1991年8月13日）：无咳，纳可，舌淡，苔薄白，脉平。听诊心肺正常。

嘱：避免劳累，停服药物。

病案分析：本案患者正值壮年，素无他疾，劳作中突然出现咳嗽、喉痒，自己不觉心慌、心痛，但凭症状诊断为燥咳，然而通过听诊，有心律不齐，并且脉象出现结代脉，徐老师据《素问·咳论》中提出的"五脏六腑皆令人咳，非独肺也""心咳之状，咳则心痛，喉中介介如梗状，甚则咽肿喉痹"，认为应诊为心咳。治疗用益气养阴的炙甘草汤为主方，方中的蒺藜、蝉蜕、钩藤有祛风止痒、止咳作用；浙贝母配芦根治疗其干咳无痰之症。

咳嗽在西医学被认为是很多疾病的一种症状，中医学对咳嗽记载比较多。《素问·五脏生成篇》称"咳嗽上气"，《金匮要略》又称"咳逆"，《诸病源候论》中指出："咳嗽者，肺感于寒，微者则成咳嗽也。"若感于温热之邪者另立"时气咳嗽候""温病咳嗽候"；内伤所致，则有"虚劳咳嗽候"。治疗方法各不相同。

徐老师认为，咳嗽的辨证，首先鉴别其为外感咳嗽还是内伤咳嗽，其次重视咳与痰的特点，如咳嗽发作的时间和痰的特点，参其兼证，以便用药施治。

案二

王某，女，4岁。

初诊（2015年12月6日）：诉干咳3个月。夜咳，身痒，纳可，二便调，自汗盗汗，苔白厚，脉滑。

辨证：风犯肺卫，痰热伏肺。

治法：清肺化痰，祛风止痒。

处方：桑白皮20g，地骨皮15，苦杏仁10g，桔梗20g，当归10g，半夏10g，橘红15g，土茯苓10g，白鲜皮15g，地肤子10g，石韦10g，诃子10g，徐长卿10g，生甘草5g。7剂，颗粒剂，每日1剂，分2次冲服。

二诊（2015年12月14日）：夜间已不咳，白天咳轻，身痒减轻，苔白，脉滑。

处方：桑白皮 20g，地骨皮 15，苦杏仁 10g，桔梗 20g，当归 10g，半夏 10g，橘红 15g，白鲜皮 15g，地肤子 10g，石韦 10g，诃子 10g，徐长卿 10g，生甘草 5g，浙贝母 10g，芦根 15g。7 剂，颗粒剂，每日 1 剂，分 2 次冲服。

病案分析：本案患者干咳数月，苔白厚，脉滑，当属痰热伏肺，以泻白散为加减，咳嗽停止。泻白散出自《小儿药证直诀》，用于泄肺热，其中地骨皮有泻肺中伏火之功，干咳临床多见，徐老师已发表多篇文章，望我们后学多以参照。

案三

付某，女，59 岁。

初诊（2015 年 12 月 8 日）：诉干咳、憋气 20 天，清涕 2 天。纳差，烦躁，苔黄，脉弦。

辨证：风寒袭肺，肝火犯肺，痰热蕴肺。

治法：外解寒邪，清肝泻肺，祛痰止咳。

处方：生麻黄 10g，蛤粉 2g，青黛 3g，桑白皮 30g，地骨皮 15g，苦杏仁 10g，桔梗 30g，炙枇杷叶 30g，徐长卿 10g，地龙 10g，瓜蒌 15g，生石膏 20g，枳壳 10g，生甘草 5g。7 剂，颗粒剂，每日 1 剂，分 2 次冲服。

病案分析：本案患者证属痰热蕴肺、肝火犯肺，今又受凉，用麻杏石甘汤外解寒邪，内清肺热，祛痰止咳；用黛蛤散合泻白散来清肝泻肺。徐老师在肝火犯肺的咳嗽治疗中常用黛蛤散合泻白散，本人在临床上使用也收效甚佳。

前人有"冬不用石膏，夏不用麻黄"之戒，特别对柔嫩小儿岂可与之。但我们临床应以辨证为准，四时皆可。

案四

何某，男，45 岁。

初诊（1991 年 1 月 8 日）：诉既往有高血压、慢性胆囊炎、前列腺炎。因发热、咳嗽、腰痛、尿常规异常，以"支气管炎，肾炎待排"入院治疗。经使用抗生素等治疗 2 周，症状缓解后出院。出院第 2 天，因咳嗽吐黄痰，低热，午后至夜甚，右胁灼痛，烦躁，尿涩痛色黄，伴心悸、头晕、牙痛，再次入院。查体温 38℃，脉搏 92 次 / 分钟，呼吸 18 次 / 分钟，血压 165/90mmHg。患者神志清楚，体型肥胖，右上颌牙第 6 颗肿痛，有脓液。心律齐，A2>P2，听诊两肺呼吸音粗糙，胸片显示为支气管炎。尿常规为蛋白 (++)，显微镜检查颗粒管型 1 ～ 3、红细胞偶见，下肢轻度凹陷性水肿。舌红，苔黄，脉弦数。

辨证：木火刑金，湿热下注。

治法：泻肝宁肺，清热利湿。

处方：龙胆泻肝汤加减。龙胆 10g，栀子 10g，黄芩 10g，桔梗 10g，苦杏仁 10g，连翘 15g，生地黄 15g，石韦 15g，柴胡 6g，生甘草 3g。4 剂，颗粒剂，每日 1 剂，分 2 次冲服。

二诊（1991 年 1 月 12 日）：咳嗽减轻，热退，仍牙痛。

上方去桔梗、苦杏仁，加大黄 3g、黄连 6g、牡丹皮 10g。3 剂，颗粒剂，每日 1 剂，分 2 次冲服。

咳止，尿正常。

按：患者罹患咳嗽治疗未愈。今发热、牙痛、胁痛、尿痛、烦躁、苔黄、脉弦数，乃为木火刑金、肝胆湿热下注之象，首当泻肝胆湿热。方取龙胆泻肝汤为主，加苦杏仁、桔梗以宣肺止咳；加石韦既可止咳又能清热利尿。另据现代研究，石韦治疗肾病可消尿蛋白。后加大黄、黄连、牡丹皮之类上病下取，泻热解毒而收全功。

肺结节

邱某，男，60 岁。

患者 1995 年 7 月 31 日因反复发热、咳嗽半年，伴痰中带血 3 天而入院治疗。入院后曾做 2 次纤维支气管镜检查均未查到癌细胞。

结核杆菌（-），白细胞数（WBC）$3.1×10^9$/L。B超示：脾大，脾厚4.25cm，脾静脉内径1.1cm。医院使用青霉素、奈特、盐酸小檗胺、泼尼松等治疗。

1995年9月11日胸部X线检查示：双肺纹理增多，粗乱模糊，双肺门增大，左肺门有一肿大淋巴结约1.8cm×1.5cm，右肺门有多个结节，与7月31日相比明显好转。结论为：肺结节病。查血管紧张素转化酶试验（SACE）54μm/L。诊断为肺结节病Ⅰ型，嘱服泼尼松10mg，每日3次，出院。服泼尼松后发生手足抽搐，服用盖天力、活性钙。由于频发手足抽搐，泼尼松减为每日5mg。

1995年11月21日查血管紧张素转化酶（SACE）42μm/L。胸部X线检查示：肺野纹理增多，两肺门均有肿大淋巴结影，左肺门下外相当于舌叶可见一不规则块影，边缘不清，有明显分支征象，为支气管狭窄。结论是：左肺癌伴肺门淋巴结转移。

初诊（1995年7月31日）：患者神志清楚，有心肌梗死、前列腺炎史。咳嗽，吐白痰，纳呆，乏力，四肢抽搐。舌暗红，苔白厚，左脉滑，右手无脉。

辨证：痰瘀阻肺。

治法：健脾化痰，软坚散结。

处方：党参20g，生牡蛎30g，瓜蒌30g，桔梗10g，苦杏仁10g，半夏10g，茯苓10g，白术10g，牡丹皮10g，夏枯草10g，三棱10g，莪术10g，生甘草3g。14剂，水煎服，每日1剂，分2次服。

二诊（1995年8月16日）：患者已停用泼尼松，多次查白细胞数$2.3×10^9$/L ～ $3.1×10^9$/L。

因反复发热，在原方基础上随症加金银花、连翘、荆芥、防风、生石膏等。

三诊（1996年1月12日）：胸部X线检查示：双肺纹理增多，双肺门阴影增浓，左肺门有肿大淋巴结影，较1995年7月31日有明显好转。查血清血管紧张素转化酶（SACE）36μm/L。

四诊（1996年2月29日）：发热，午后至夜为重，有时体温达39.5℃。恶寒，全身疼痛，咳嗽、胸闷痛，活动时心慌憋气，烦躁，口干能饮，纳呆，腹胀，尿灼热赤黄。舌暗红，苔黄，脉滑数，右微。

辨证：湿热弥漫三焦，热瘀血分。

处方：生薏苡仁30g，秦艽15g，生地黄15g，黄芩10g，黄连10g，淡竹叶10g，郁金10g，川厚朴10g，牡丹皮10g，生甘草3g。2剂，水煎服，每日1剂，分2次服。

五诊（1996年4月24日）：胸部X线检查示：双肺纹理阴影不大，双肺肋膈角正常。血清血管紧张素转化酶（SACE）在正常范围。

1996年9月11日胸部X线检查未见异常，血清血管紧张素转化酶（SACE）21μm/L。

病案分析：结节病是一种系统性的、不明原因的以肉芽肿性病变为病理特征的疾病。最常累及肺及肺的淋巴结，也可侵犯全身多个器官，大多预后良好。近年来由于CT、MRI的广泛应用，肺结节的影像学诊断结论日趋增多。很多人听到肺结节就产生恐惧心理，有的惶惶不可终日，产生失眠并影响到工作及生活。虽然结节病的病因不明，但西医学认为肺结节是因病毒或细菌感染，如结核、霉菌等；也可因吸烟、雾霾、悲伤情绪等引起。病理呈现肺局部纤维增生，日久变性或成癌症。查体多无明显症状。西医学对肺结节的处理原则是定期随访，CT复查（1年或2年），以周期内结节生长或衰亡速度作为判断结节良恶性的标准，用药以激素类及免疫抑制剂类为主。西医对本病的早期干预手段有限，当肺部结节大于8mm时，可考虑手术治疗。

中医并没有"结节病"的病名。有以患者的主诉将本病辨为"咳嗽""痰核""喘证"等；有以病因病机将本病辨为"积证""积聚""肺积""瘿病""痰瘀窠囊"等。注意辨证论治，淡化辨病治疗，以证为纲、辨证施治。病因方面，除了外感、情志、饮食、先天因素之外，还特别强调体质因素。有研究认为阳虚质、气郁质、气虚质、阴虚质的人容易罹患本病。

　　本病的病机为本虚标实。痰瘀互结之有形实邪和肺、脾、肝、肾等脏腑之虚弱互见。中医从"治未病"的方向着手，根据体质对无症状者采取化瘀、祛湿、清热、助阳、补益之法。

　　特别指出，治疗本病首先应解除思想顾虑，大可不必出现"恐癌症"。肺结节只是影像学的名称，肺结节病是结节病的一种，两者不能等同。可本着"未病先防""既病防变"的治则进行中医治疗。

肺不张

　　安某，男，6 岁。

　　初诊（2018 年 4 月 10 日）：诉因肺炎、肺不张，住入医院的儿科病房。医生欲给做支气管内镜术，家长不愿，故求于徐老师。患者体温正常，痰黄，舌红，苔黄。

　　辨证：肺热壅盛，痰瘀互结。

　　处方：芦根20g，冬瓜仁10g，桔梗10g，苦杏仁5g，败酱草10g，鱼腥草10g，白芷5g，桃仁5g，生薏苡仁30g，金银花10g，连翘10g，生甘草5g。5 剂，水煎服，每日 1 剂，分 2 次服。

　　二诊（2018 年 4 月 16 日）：父母代述，患者服药后咳出大量黄痰，又取上方5 剂。

　　2018 年 4 月 20 日，患者父亲特地来访，高兴的告知患者已愈。

　　病案分析：此患者因肺炎引起肺不张，为肺热壅盛、痰瘀互结，徐老师用《外台秘要》中的苇茎汤加味治愈。

　　按：引起肺不张原因不同，小儿多因炎症引起，所以治以清热解表、宣肺化痰、活血化瘀，每多取效，不一定要做支气管内镜术治疗，这样能解除患者及患者家长的担忧和痛苦。

哮　喘（咳喘危证）

　　周某，男，87 岁。

初诊（2005年10月12日）：患者住ICU5天，出院2天。诉患哮喘病20多年，加重10天，初则遇冷咳嗽，继则哮喘，近几年咳喘不断，中西药治疗后，病情时轻时重。前几日出现咳喘，不能平卧，居家吸氧，端坐呼吸，动则心慌，下肢水肿欲破，夜间突然昏迷，入院经抢救治疗后好转，诊为：哮喘、肺性脑病。患者消瘦，语言细微，气短喘促，苔白腻。

辨证：肺脾肾虚，心血瘀阻。

治法：温补脾肾，益气活血。

处方：熟附子15g（先煎），炒白术15g，赤芍10g，白芍10g，干姜5g，黄芪10g，肉桂10g，沉香3g，苦杏仁10g，桔梗10g，生甘草5g，泽泻10g。2剂，水煎服，每日1剂，分2次服。另加人参10g，单煎30～60分钟，药汁合于上方药汁，并吃掉参体。

二诊（2005年10月14日）：服药后自觉力气稍增，咳喘、水肿减轻。

处方：党参30g，熟附子10g（先煎），炒白术15g，赤芍10g，白芍10g，干姜5g，黄芪10g，肉桂10g，沉香3g，苦杏仁10g，桔梗10g，生甘草5g，泽泻10g。7剂，水煎服，每日1剂，分2次服。

断续服30剂后，家属来讲，病人已可平卧，水肿轻微，饭量有增，间断吸氧，能下床活动。

病案分析：本案中高龄老人肺、脾、肾三脏俱虚，肺主气，为水之上源；脾胃生水谷之气；肾主纳气，为水之下源，气虚及血，心血瘀阻，血不利则为水。故出现咳喘，不能平卧，端坐呼吸，动则心慌，下肢水肿。用人参、熟附子、炒白术、干姜、黄芪、肉桂补脾肾，纳气平喘；用沉香降气平喘；苦杏仁、桔梗一升一降，宣通气机；泽泻、白芍利水消肿；赤白芍具活血之功；气充则血行，血行则水肿消退。

气纳，血活，水退，身安。

体会：哮喘病人，初则为肺实证，中则及脾，久则及肾，终则心、肺、肾之功能衰弱，晚期治疗，以强心益肾为主。

慢性肉芽肿病

郭某，男，3岁。

初诊（2018年1月13日）： 诉因反复发热、咳嗽，经省级医院确诊为：重度肺炎、支气管内膜结核、慢性肉芽肿病。经住院治疗，肺炎痊愈后出院。慢性肉芽肿被认为是少量的原发性吞噬细胞功能缺陷感染。临床少见预后不良，其母不愿患者在西医院治疗转而求治于中医。患者瘦小，营养欠佳，精神正常，发热3天，自汗盗汗，偶尔咳嗽，纳食不馨，食则飧泄，每日4～5次，粪便尚能成形。舌苔薄黄，脉数。

辨证： 气阴两虚，脾虚泄泻。

治法： 健脾止泻，益气退热。

处方： 黄芪10g，青蒿10g，苦杏仁6g，桔梗10g，百部10g，云茯苓10g，炒白术10g，芡实10g，炒薏苡仁10g，诃子10g，肉豆蔻6g，牡丹皮6g，浮小麦10g，麻黄根10g，炙甘草3g。3剂，颗粒剂，每日1剂，分2次冲服。

二诊（2018年1月16日）： 热退，喷嚏，鼻干，痰鸣，纳呆，呕吐，每日大便3次且稀软，仍自汗盗汗，舌红，苔薄黄，脉数。

处方： 黄芪10g，炒白术10g，防风10g，半夏6g，陈皮10g，青蒿10g，云茯苓10g，炒薏苡仁10g，黄芩6g，地骨皮6g，百部10g，葛根10g，苦杏仁5g，桔梗10g，生甘草3g。5剂，颗粒剂，每日1剂，分2次冲服；另加肺宁颗粒1盒，每日2次，每次半包。

三诊（2018年1月22日）： 时常气短，叹气，咳嗽，喉中哮鸣，饮食正常，每日大便2～3次。自汗盗汗，两肺呼吸音粗，舌红，苔白，脉虚大。

处方： 地龙6g，黄芪10g，沙参10g，诃子6g，补骨脂10g，苦杏仁5g，桔梗10g，百部10g，桑白皮10g，大蓟10g，小蓟10g，牡丹皮6g，炒白术10g，防风10g，山茱萸10g，浮小麦10g，甘草3g。20剂，颗粒剂，每日1剂，分2次冲服；另加屏风生脉胶囊，每次 2 粒，每日 2 次。

四诊（2018 年 2 月 20 日）：仍气短，哮鸣，自汗盗汗，纳差，每日腹泻 3 ～ 4 次。

处方：黄芪 10g，炒白术 10g，苦杏仁 5g，桔梗 10g，云茯苓 10g，芡实 10g，炒薏苡仁 10g，桑白皮 10g，地骨皮 10g，蝉蜕 5g，半夏 3g，陈皮 10g，肉豆蔻 6g，补骨脂 10g，诃子 6g，炙甘草 3g。30 剂，颗粒剂，每日 1 剂，分 2 次冲服。

五诊（2018 年 3 月 20 日）：喉中哮鸣，偶尔咳嗽，自汗盗汗，每日便溏 2 ～ 3 次。

处方：黄芪 10g，炒白术 10g，沙参 10g，苦杏仁 5g，桔梗 10g，云茯苓 10g，炒薏苡仁 10g，地龙 5g，桑白皮 10g，牡丹皮 5g，半夏 5g，陈皮 10g，肉豆蔻 5g，补骨脂 10g，浮小麦 10g，杭白芍 10g，五味子 5g，甘草 3g。20 剂，颗粒剂，每日 1 剂，分 2 次冲服（发热时停用）。

后在 2019 ～ 2020 年，患者因复感冒、感染，有时用抗生素治疗。2020 年 6 月 29 日，患者喉中哮鸣，纳可，易腹泄，仍自汗盗汗，活动时乏力，每日便溏 2 ～ 3 次。胸部 X 线示：支气管炎。

病案分析：本案慢性肉芽肿病患者反复咳嗽、哮鸣、发热，长期腹泄。初诊时发热，以扶正药中加青蒿清解除热，未用清热解表之药，为避虚虚实实之戒。中期纳差，腹泄，哮鸣，属肺脾气虚。脾胃为气血生化之本。《黄帝内经》有云："食气入胃……浊气归心，淫精于脉。脉气流经，经气归于肺，肺朝百脉。""饮入于胃，游溢精气，上输于脾，脾气散精，上归于肺。"患者气阴两虚，自汗盗汗，免疫力低下，肺部反复感染，中期以补脾益肺为主，兼清郁热，后期遵久病及肾，加入补骨脂、山萸肉，兼固肾，仍有汗出，哮鸣。证明功能确无异常，嘱坚持用药。此病虽愈，仍在坚持服药中。

支气管炎

王某，男，18岁。

初诊（2019年10月8日）：诉咳嗽7天，曾用消炎药，现仍咳嗽，痰黄难咯。听诊两肺呼吸音粗。口渴呕恶，胸胁痞满，心烦，二便正常，舌苔黄厚，脉滑数。

辨证：痰热内盛。

治法：清热化痰，降气止咳。

处方：半夏10g，黄芩10g，瓜蒌10g，陈皮10g，苦杏仁10g，桑白皮10g，地骨皮10g，枳壳10g，黄连10g，蝉蜕5g。7剂，水煎服，每日1剂，分2次服。

二诊（2019年10月16日）：服药5天后咳停。听诊两肺正常。

病案分析：本案证属痰热内盛，治宜清热化痰，降气止咳。徐老师用小陷胸汤合泻白散加味治疗。徐老师在临床应用本方多年，只要气管炎属此类者，每用之，效甚佳。

支气管肺炎

李某，男，1岁半。

初诊（2019年12月4日）：家长代述，患者为早产儿，乳食量少，咳嗽半月，曾用消炎、止咳类西药治疗。X线检查示：两肺多处有片状阴影。患者消瘦，面黄，多汗易惊，反复感冒。咳嗽不频，咽中有痰，纳呆便溏，舌淡，苔薄，指纹淡红。

辨证：肺脾气虚。

治法：健脾补肺，燥湿化痰。

处方：半夏3g，陈皮5g，党参5g，黄芪10g，云茯苓10g，炒白术10g，炙枇杷叶5g，砂仁5g，苦杏仁3g，桔梗5g，浮小麦5g，生蝉蜕5g。5剂，颗粒剂，每日1剂，分2次冲服。另服玉屏风散2粒，每日2次。

二诊（2019 年 12 月 10 日）：咳减，纳乳稍增，汗出少。

处方：半夏 3g，陈皮 5g，党参 5g，黄芪 10g，云茯苓 10g，炒白术 10g，炙枇杷叶 5g，砂仁 5g，苦杏仁 3g，桔梗 5g，浮小麦 5g，生蝉蜕 5g，鸡内金 3g，乌梅 3g。5 剂，颗粒剂，每日 1 剂，分 2 次冲服。

三诊（2019 年 12 月 16 日）：X 线检查示：右肺纹理粗乱。停药。

病案分析：支气管肺炎又名毛细支气管炎，只有婴幼儿罹患，多属中医学"咳喘"。医者千万不能见肺炎即用麻杏石甘汤，本案患者禀赋不足加后天喂养失度致脾胃虚弱，脾胃为后天之本，脾虚致肺气不足，肺脾气虚，以加味二陈汤合玉屏风散补益肺脾。临床上婴幼儿智力未开，饮食不自节，脾常不足，易罹患消化不良、营养紊乱之症。患者为脾胃虚弱，气血不足，脾气上输于肺之营养匮乏，故肺易受邪，患支气管肺炎机会就多。临床常用培土生金法治疗。

支气管扩张

案一

张某，女，74 岁。

初诊（2015 年 12 月 29 日）：诉有 16 年支气管扩张史。现咯鲜红血 3 天，清涕，咽痒，咳嗽，痰黄，带血量不多，便秘，足痛，脉弦。

辨证：风侵卫表，痰热灼肺。

治法：疏风解表，清热化痰止血。

处方：防风 10g，蒺藜 10g，山楂 10g，薄荷 6g，牡丹皮 10g，苦杏仁 10g，桔梗 15g，钩藤 10g，大蓟 10g，小蓟 10g，棕榈炭 15g，白及 3g，芦根 30g，川贝母 3g，生石膏 30g，知母 10g，生甘草 3g。5 剂，颗粒剂，每日 1 剂，分 2 次冲服。

病案分析：本案为风侵卫表、痰热灼肺，治以表透热解，血络得安。

案二

林某，女，57 岁。

初诊（2020 年 11 月 7 日）：诉患支气管扩张多年，曾住院治疗多次。现咳痰白、泡沫，有时带淡黄色，咳重时咯少量血。咽干黏，便干，背紧，有压迫感。舌淡暗，苔薄，脉细弦，尺弱。

辨证：气阴两虚，虚火灼肺。

治法：益气养阴，清火止血。

处方：柴胡 10g，黄芩 10g，芥子 3g，紫苏子 15g，苦杏仁 10g，桔梗 15g，川贝母 3g，生薏苡仁 15g，炒白术 15g，沙参 30g，党参 30g，火麻仁 15g，桂枝 10g，川断 10g，生甘草 3g，大蓟 10g，小蓟 10g。6 剂，颗粒剂，每日 1 剂，分 2 次冲服。

二诊（2020 年 11 月 14 日）：无咯血，纳差。舌淡暗，苔薄，脉细弦，尺弱。

处方：柴胡 10g，黄芩 10g，芥子 3g，紫苏子 15g，苦杏仁 10g，桔梗 15g，川贝母 3g，生薏苡仁 15g，炒白术 15g，沙参 30g，党参 30g，火麻仁 15g，桂枝 10g，川断 10g，生甘草 3g，大蓟 10g，小蓟 10g，牡丹皮 10g，山药 15g，白扁豆 15g。6 剂，颗粒剂，每日 1 剂，分 2 次冲服。

三诊（2021 年 1 月 24 日）：咳痰带血，痰黄白，小腿抽筋。舌淡暗，苔薄，脉细。

处方：柴胡 10g，黄芩 10g，苦杏仁 10g，桔梗 15g，橘红 30g，僵蚕 10g，川贝母 3g，大蓟 15g，小蓟 15g，杭白芍 15g，桂枝 10g，当归 10g，黄芪 15g，白芷 10g，炒白术 20g，生薏苡仁 20g，生甘草 3g。6 剂，颗粒剂，每日 1 剂，分 2 次冲服。

四诊（2021 年 1 月 31 日）：抽筋明显好转，夜咳，口干，手心热，痰黄白带血淡粉色。舌暗红，苔薄，脉弦细。

处方：柴胡 10g，桂枝 10g，杭白芍 20g，桔梗 15g，僵蚕 10g，大蓟 10g，小蓟 10g，川贝母 3g，生薏苡仁 15g，黄芪 15g，炒白术 15g，牡丹皮 10g，沙参 15g，冬瓜仁 10g，火麻仁 10g，生甘草 3g。6 剂，颗粒剂，每日 1 剂，分 2 次冲服。

病案分析：本案为支气管扩张，咯痰淡粉色，欲止血需以扶正为主，正气旺方能血止。重用沙参、杭白芍、黄芪、党参、炒白术以益气养阴。支气管扩张属中医学"咳嗽""肺痈""咯血"等范畴，是慢性支气管化脓性疾病。多因平素支气管感染后治疗不彻底而成的宿疾，复加外感、饮食、劳倦、情感等因素，以致发作。急性发作，咯血多为鲜红，急则清肺，治以凉血止血。慢性咯血，血色淡红或暗红，治以养血活血止血。

案一是外感引发，咯血鲜红，急则宣肺清热、凉血止血。案二是支气管扩张多年，乏力，失眠，咳嗽带血淡暗，缓则补虚为主，兼清热止血，临床多以辨证为要，做到止血不留瘀。

慢性支气管炎

案一

张某，男，76 岁。

初诊（2011 年 8 月 14 日）：诉患慢性支气管炎 5～6 年，每因感冒发作。此次咳嗽半个月，曾服治疗感冒咳嗽的中成药（药名、药量不详）。现仍有咳嗽，无流涕。咳痰色黄量多呈块状，无腥臭味，阵咳夜重，夜不得卧，伴恶心、干呕、胁痛、烦躁、纳差、便干。舌红，苔黄腻，脉弦滑。胸部 X 线片示：慢性支气管炎合并感染；心电图示：冠状动脉粥样硬化性心脏病。

辨证：肺热痰壅，肝郁化火。

治法：清肺泻肝，祛痰止痛。

处方：柴胡 10g，黄芩 15g，苦杏仁 10g，桔梗 10g，黛蛤散

10g（包煎），桑白皮 10g，地骨皮 10g，瓜蒌 15g，姜半夏 10g，橘红 10g，川贝母 1g（捣末冲服），山栀 10g，丹皮 10g，生大黄 6g（后下），生甘草 5g。3 剂，水煎服，每日 1 剂，分 2 次服。

二诊（2011 年 8 月 17 日）： 咳痰量减，夜已能卧，大便通畅，胁痛已除。苔黄，脉弦。

原方去大黄、山栀，继服 3 剂。

病案分析： 咳嗽多责之于肺，有外感和内伤之分。《医学心悟》记载："肺体属金，譬若钟然，钟非叩不鸣。风寒暑湿燥火六淫之邪，自外击之则鸣；劳欲情志，饮食炙煿之火自内攻之则亦鸣。"《素问·咳论》记载："五脏六腑皆令人咳，非独肺也……肝咳之状，咳则两胁下痛，甚则不可以转，转则两胁下满……肝咳不已，则胆受之，胆咳之状，咳呕胆汁。"本案患者外邪伤肺，久治不愈导致痰热郁肺；同时伴有肝郁化火犯肺，木火刑金之证。《素问·刺禁论》记载："肝生于左，肺藏于右。"肝从左升，肺从右降，脾胃斡旋于中，三者共成"龙虎回环"。肝咳不愈，从脏入腑形成肝胆咳。《伤寒论》记载："脏腑相连，其痛必下，邪高痛下。""阳明病，胁下硬满，不大便而呕。"肝胆病变部位在胁肋，影响到肺则出现咳嗽、咳痰，影响到胃则出现纳差、恶心，影响脾运化则出现便干等症状。

本案患者肺郁痰热，少阳枢机不畅。给予黛蛤散泻肝祛痰，泻白散清肺热，加柴胡清宣少阳、转枢气机，有桴鼓相应之效。又多见于因情志不遂、肝气不舒或肝郁化火犯肺、木火刑金，往往称为"干咳"或"胆咳"。

案二

王某，女，29 岁。

初诊（1991 年 9 月 14 日）： 诉咳嗽 3 个月余。曾去某西医院就诊，诊断为慢性支气管炎。经西医治疗未愈。现心情抑郁，咳嗽阵作，胁痛，痰多色白，舌苔白滑，脉弦。

辨证： 肝气郁结，横逆犯肺。

治法：疏肝解郁，降逆化痰。

处方：柴胡15g，白芍15g，陈皮15g，前胡15g，枳壳12g，半夏12g，紫苏梗12g，苦杏仁10g，茯苓10g，浙贝母10g，甘草9g。5剂，水煎服，每日1剂，分2次服。

二诊（1991年9月19日）：服药后咳嗽大减，胁痛除。

效不更方，上方继服5剂。

1991年9月24日患者来电告知咳嗽消失。为巩固疗效，嘱常服逍遥丸。

病案分析：痰者，津液所聚也。痰之致病，其实质在气郁。气机不调，血行壅遏，百病始生。正如朱丹溪所言："气血冲和，百病不生。一有怫郁，百病生焉。"痰病以郁致害，故朱丹溪治痰，重在开郁，主张"顺气化痰"。后世戴思恭发挥："善治痰者，不治痰而治气。气顺则一身之津液亦随之而散矣。"方隅在《医林绳墨》中记载："痰者，人身之痰饮也。"痰为致病因素，临床发病甚为广泛，故朱丹溪谓："百病之中多有兼痰。"本案患者，心胸狭窄，遇事烦恼频频，终致肝气郁结，反侮肺金而咳痰。方用四逆散疏肝解郁；紫苏梗、陈皮、茯苓、半夏、苦杏仁、前胡、浙贝母等降逆化痰。药证相符，咳祛痰消。契合了"见痰休治痰，气顺则痰自消"的原则。痰，即人之津液，无非水谷之所化。此痰亦既化之物，而非不化之属也。人之气道，贵乎调顺，则津液流通，何痰之有。

案三

刘某，男，57岁。

初诊（2015年10月11日）：诉患喘疾十余载，加重两天。诊为：慢性支气管炎、肺气肿，遇冷必发。呛咳，气急，痰少色白，清涕如流，形寒肢冷，但体温36℃，夜不能卧，纳差，便稀，脊背冷如杯状。苔白厚，脉细弱。

辨证：痰饮扰肺。

治法：发汗解表，温化痰饮。处以小青龙汤加减。

处方：生麻黄 5g，细辛 3g，半夏 10g，干姜 5g，桂枝 10g，橘红 10g，川厚朴 10g，砂仁 5g，炒白术 10g，紫苏子 10g，苦杏仁 5g，桔梗 10g，生甘草 5g。3 剂，水煎服，每日 1 剂，分 2 次服。

二诊（2015 年 10 月 14 日）：服药后，汗出，清涕减，夜能平卧，伴腰酸乏力，舌脉同前。

处方：生麻黄 5g，细辛 3g，熟附子 10g（先煎），川断 10g，干姜 5g，桂枝 10g，橘红 10g，川厚朴 10g，砂仁 5g，炒白术 10g，紫苏子 10g，苦杏仁 5g，桔梗 10g，生甘草 5g。3 剂，水煎服，每日 1 剂，分 2 次服。

三诊（2015 年 10 月 17 日）：咳嗽减轻，胸闷轻，怕冷，足凉，纳少，痰多，舌脉同前。

处方：熟附子 10g，干姜 10g，细辛 5g，薤白 10g，橘络 10g，苦杏仁 10g，党参 10g，炒白术 15g，旋覆花 5g（包煎），云茯苓 10g，桔梗 10g，地龙 5g，生甘草 5g。7 剂，水煎服，每日 1 剂，分 2 次服。

病案分析：小青龙汤出自《伤寒论》，是治外感寒邪、内有痰饮之名方。患者咳喘日久，今遇风寒，属小青龙汤证。用药虽效，但纳呆、腰酸属脾肾虚弱。其方以温肺补脾益肾之法，始得全功。小青龙汤在临床应用较为广泛，人体受寒入里，化水；或本体素有痰饮，又受风寒引动出现咳喘者均可用之。注意生麻黄拔阳，年老患者不能久服，中病即止，切记！

案四

张某，男，69 岁。

初诊（2011 年 9 月 25 日）：患者素有慢性支气管炎、胆囊炎，咳嗽、白痰半个月。精神低迷，桶状胸，血压 140/90mmHg，两肺可闻痰鸣音，X 线检查诊断为慢性支气管炎并感染、肺气肿。因受凉感冒，咳嗽发作，咳痰量多，不易咳出，咳则胸胁胀满，甚则呕恶苦水，纳谷不馨，便干。苔黄，脉弦滑。

辨证：肝郁痰阻。

治法：舒肝清肺，祛痰止咳。

处方：柴胡 10g，黄芩 15g，半夏 10g，橘红 10g，苦杏仁 5g，桔梗 10g，瓜蒌 15g，川贝母 5g，竹茹 10g，炙枇杷叶 10g，郁金 10g，生甘草 5g，生姜 3 片。5 剂，水煎服，每日 1 剂，分 2 次服。

二诊（2011 年 9 月 30 日）：咳减，痰明显减少，便通，无胁痛，仍纳谷欠佳，倦怠，乏力。苔白微黄，脉滑。

处方：柴胡 10g，黄芩 15g，半夏 10g，橘红 10g，苦杏仁 5g，桔梗 10g，瓜蒌 15g，川贝母 5g，党参 10g，炙枇杷叶 10g，生甘草 5g，生姜 3 片。5 剂，水煎服，每日 1 剂，分 2 次服。

病案分析：小柴胡汤出自《伤寒论》，是和解少阳主方，治邪在少阳，症见往来寒热、胸胁苦满、口苦咽干、心烦喜呕、不欲饮食等。在《伤寒论》第 96 条中就有咳症的记载，并提出方药加减。主药柴胡、黄芩以宣透清泄少阳、转枢气机，其余药物为顾护脾胃。

冉雪峰先生曾分解小柴胡汤，认为小柴胡汤为少阳病主方，虽人所共知，但欲知柴胡的药理，须先明少阳的生理。足少阳胆经，《黄帝内经》谓："胆者，中正之官，决断出焉。"十一经皆取决于胆，此言胆腑功用甚大，关联全体。十一经皆取决于胆腑的一经，手少阳三焦，三焦发源肾系，内连脏腑，外通皮毛，此言五脏六腑，皆归三焦连系为一，并外出腠理，通于皮毛。太阳总统诸阳，故太阳有少阳证，不是越经传递而是并病合病，病的区域仍在表，而病的机窍已牵涉到表中之里。查《神农本草经》中记载柴胡气味甘平（别录：微寒），主心腹，去肠胃中结气、饮食积聚、寒热邪气、推陈致新，久服明目益精。甘而微苦，平而微寒，乃是太阳由阴出阳之象。微苦、微寒，乃正清少阳微火。其味臭，乃合于火郁发之之意。瓤空似网，乃象三焦膜网之形。曰心腹肠胃中结气，由心至腹以及肠胃，是躯腔内整个脏腑，均包括在内。凡脏腑均有膜网连系，各各往来道路，咸在其中。五脏六腑气结，则此间之气即结。此间气通，五脏六腑之气俱通。由此观之，柴胡是清药，不是温药；是降药，不是升药；是和里药，不是和表药。但善用者可清可温，可升可降，可和表以和里，又可和里以和表。

　　咳嗽是肺病的常见症状。《黄帝内经》中认为五脏六腑皆有咳，但皆离不开肺。本案中小柴胡汤和解少阳，瓜蒌、贝母、苦杏仁、桔梗宣降肺气、祛痰润燥。方中郁金有行气解郁、活血止痛、利胆之功。徐老师见胆囊炎者多取其用，往往收效。

第二节 脾胃病证

溃疡性结肠炎

董某，男，37岁。

初诊（2018年6月28日）：诉患溃疡性结肠炎两年，曾在当地治愈。1个月前因进食海鲜和过度饮用啤酒后复发。大便脓血1月余。诊见腹痛坠胀，纳可，眠可，舌红，苔黄腻，脉滑数。

辨证：湿热滞肠，气血搏结。

治法：清热化湿，调气行血。

处方：芍药10g，当归10g，黄连10g，黄柏10g，秦皮30g，槟榔10g，生大黄6g，陈皮10g，木香10g，山楂15g，肉桂5g，生甘草5g。7剂，水煎服，每日1剂，分2次服。

二诊（2018年7月6日）：患者服药后每日大便3～5次，脓血便已消失，仍腹痛，腹痛时则大便，大便时仍有下坠感。舌苔薄黄，脉弦兼滑象，脓血已除，气血得合，唯下坠感，仍以气虚为主，脉弦滑，湿热尚未清除。

处方：芍药30g，当归10g，黄柏10g，秦皮30g，槟榔10g，陈皮10g，山楂15g，肉桂5g，黄芪10g，生甘草5g。7剂，水煎服，每日1剂，分2次服。

三诊（2018年7月12日）：患者每日大便1～2次，未见脓血，腹痛减轻，查大便常规示白细胞（++），潜血（-）。舌苔薄黄，脉弦。

处方：黄芪15g，当归10g，杭白芍15g，陈皮10g，炒白术15g，秦皮10g，肉桂3g，生甘草5g，防风5g。5剂，水煎服，每日1剂，分2次服。

四诊（2018年7月18日）：无腹痛，无脓血，大便每日1次。舌淡，苔白，脉平。

告知患者无需服药，注意饮食，少食生冷、油腻、海鲜等。

四诊后至今未复发。

病案分析：溃疡性结肠炎在西医学认为是一种慢性非特异性肠道炎症性疾病，以直肠和结肠等部位广泛性溃疡为特征，病因不明，以 20～40 岁青年人为多见。主要症状有腹泻、脓血便、腹痛和里急后重等。治疗常用激素和水杨酸类药物为主，治愈难度大，复发率高，具有较高的病变率。

中医认为本病应归痢疾范畴，最早在宋代《济生方》正式提出"痢疾"的病名。近代医家认为本病病位在大肠，与脾胃密切相关，病机为湿热、疫毒、寒湿结于肠腑，气血壅滞，脂膜血络受损，化为脓血，大肠传导失司，发为痢疾。

徐老师认为本病初发以湿热积肠、气滞血瘀、清理湿热为主，久则虚象彰显，往往虚实夹杂，扶正兼祛湿热为主。

临床常用《伤寒论》中治疗热利下重的白头翁汤，脓多者为气滞，重用陈皮、槟榔；血多者重用山楂、当归。徐老师还喜用秦皮15～30g。秦皮苦、寒、涩，入大肠经，清热燥湿，收涩止痢，早期湿热重配黄连、黄柏加白头翁；后期肠虚兼湿热则配补气养血之黄芪、杭白芍；涩肠固脱用肉豆蔻、赤石脂。

按：本案患者复发是因多食寒性食物引起。因此可知本病为湿热内伏肠道，偶遇寒湿伤及胃肠，借机而发。因此临床上清理湿热，配以温热药。刘完素《素问病机气宜保命集》中芍药汤用肉桂，以寒凉派著称的刘完素喜用苦寒药的芩连类，为何用温热的肉桂，后世多介绍为反佐之用。

徐老师认为湿热痢疾肠类疾病，多因食寒凉之品和不洁食物引起，因此用温热的肉桂、干姜是对"因"治疗，反佐只是其一也。

慢性肠炎（腹泻）

金某，男，65 岁。

初诊（2005 年 10 月 15 日）：患者多年前在医院被诊断为慢性

肠炎，曾服用参苓白术散、人参健脾丸类方药，有效，但没治愈，近两年来，每晨必泻，便稀，无臭味，每日 3～4 次。腹泻，腹痛，不思饮食，食后脘闷，身倦乏力，形体消瘦，四肢冷，腰膝酸软，舌淡，苔白，脉沉细。

辨证：脾肾虚寒。

治法：温脾暖肾，固肠止泻。

处方：补骨脂 30g，肉豆蔻 10g，吴茱萸 10g，五味子 10g，党参 10g，附子 5g，肉桂 5g，生甘草 3g，生姜 3 片，大枣 3 枚。7 剂，水煎服，每日 1 剂，分 2 次服。

二诊（2005 年 10 月 23 日）：服药后大便每日 1 次，仍腹痛，肠鸣则便，纳谷转佳，腰酸肢冷亦减。舌淡，苔白，脉沉细。

处方：补骨脂 30g，肉豆蔻 10g，吴茱萸 10g，五味子 10g，党参 10g，附子 5g，肉桂 5g，生甘草 3g，生姜 3 片，大枣 3 枚，木香 10g。7 剂，水煎服，每日 1 剂，分 2 次服。

三诊（2005 年 10 月 30 日）：服药后大便每日 2～3 次，仍身倦乏力。舌淡，苔白，脉沉细。

处方：补骨脂 30g，肉豆蔻 10g，吴茱萸 10g，五味子 10g，党参 10g，附子 5g，肉桂 5g，生甘草 3g，生姜 3 片，大枣 3 枚，木香 10g。另加灶心土 90g，煮水合上方。7 剂，水煎服，每日 1 剂，分 2 次服。

四诊（2005 年 11 月 15 日）：腹痛已无，仍倦怠乏力，大便次数无明显改变。舌淡，苔白，脉沉细。

处方：补骨脂 30g，肉豆蔻 10g，吴茱萸 10g，五味子 10g，党参 10g，附子 5g，肉桂 5g，生甘草 3g，生姜 3 片，大枣 3 枚，木香 10g，黄芪 30g。另加灶心土 90g，煮水合上方。7 剂，水煎服，每日 1 剂，分 2 次服。

五诊（2005 年 11 月 23 日）：大便次数仍多。舌淡，苔白，脉沉细。

上方 5 剂继续服用。

六诊（2005 年 12 月 2 日）：患者服药后大便每日 1 次，质软成形，其他症状亦减。舌淡，苔白，脉细。

处方：补骨脂 30g，肉豆蔻 15g，吴茱萸 10g，五味子 10g，黄芪 15g，木香 6g，附子 5g，肉桂 10g，肉苁蓉 10g，火麻仁 10g，生姜 3 片，大枣 3 枚，生甘草 5g。5 剂，水煎服，每日 1 剂，分 2 次服，以资巩固。嘱治愈后要清淡饮食。

病案分析：此病例为五更泄泻，前医家曾用参苓白术散、人参健脾丸等健脾益气止泻之法，有效，但不能痊愈；患者四肢凉，腰膝酸软，每晨起腹泻，为五更泄泻。脾肾阳虚型，用四神丸加味，初效；二诊后疗效不见进展，用灶心土和补气升托之黄芪仍无进展；五诊时重新审视，病机和药相符，为何不见进展，徐老师曾读过古书中用润滑之品治疗五更泄的叙述，故采用温补脾肾的肉苁蓉、火麻仁，取其"通因通用"之意，患者服用后效佳。再进 5 剂痊愈。

按：从此案五更泄泻患者，我体会以往根据传统方法治疗五更泄泻，采用《证治准绳》的四神丸加减治疗，疗效都还可以，此案患者初用有效，久服无效，后加用"通因通用"之法，得以痊愈，中医确实博大精深，吾等应虚心学习，深入钻研，博古取今，学以致用。

便　秘

案一

孔某，女，59 岁。

初诊（2006 年 8 月 29 日）：诉大便 10 天未行。纳差，腹胀，烦躁，舌淡，苔薄，脉左关弦，余部细。

辨证：肝郁血虚，腑气不通。

治法：养血疏肝，通腑排便。

处方：当归 10g，草决明 15g，生大黄 10g（后入），枳壳 10g，厚朴 10g，芒硝 10g（冲服），生甘草 5g。5 剂，水煎服，每日 1 剂，分 2 次服。

二诊（2006 年 9 月 3 日）：患者服第 1 剂中药后，腹痛欲便；第 2 剂后排出黑硬块数枚，排出后腹舒服。烦躁减，腹胀软，舌淡，苔白，脉细。

辨证：血虚肝郁。

治法：养血润便，理气通腑。

处方：当归 10g，草决明 10g，火麻仁 15g，何首乌 10g，柏子仁 10g，枳壳 10g，生大黄 3g，生甘草 5g。7 剂，水煎服，每日 1 剂，分 2 次服。

病案分析：便秘一症，西医学认为与不良习惯、精神心理因素，以及肠道疾病或一些慢性疾病口服某些药物有关。治疗一般对症处理，同时合理饮食。

中医学认为便秘属大便难，早在《素问·至真要大论》中载："太阴司天，湿淫所胜，则沉阴且布，雨变枯槁，胕肿骨痛，阴痹，阴痹者，按之不得，腰脊头项痛，时眩，大便难，阴气不用，饥不欲食。"《伤寒论》中也有"大便难""不大便"和"脾约"等名称记载，如阳明腑实大承气汤，以及治脾约证的麻子仁丸。

后世医家对大便难一症，病因病机认识比较全面，临床实证少见，多以虚证为主。实证或由大肠实热，或由湿热蕴结，或由气滞不疏所致。而虚证则由脾肺气虚、脾肾阳虚所致，然而大多是由阴虚血少、津液不足所造成，治疗如《素问·至真要大论》中"谨守病机，各司其属，有者求之，无者求之，盛者责之，虚者责之"的原则。

本案患者，首诊，见烦躁，舌淡苔薄，脉左关弦余部细。肝郁血虚，用当归养血活血、润肠通便；用草决明清肝热、养肝血、润肠通便；用大承气汤来通腑排便，排出阳明燥实，所以患者只服 1 剂就有便意，进服 2 剂后排出黑硬结数枚，腑气得畅，故腹胀减轻，自觉腹部舒服。

二诊，见烦躁轻、腹胀软，证实肝热已减，腑气通畅，又见舌淡苔白，脉细，一派血虚之象，故二诊用有润肠泻热、行气通便之功的麻子仁丸，配当归、草决明来养血润肠，泻实行气通便。

按： 本案为女性便秘患者，素体健康，今因忙碌，生活有变，诊其脉左关弦细，考虑中年妇女多肝郁血虚，应当养血清肝通腑泻下。故用大承气汤加当归、草决明先除其急苦，后据舌脉之象，改用麻子仁丸加减，来养血润便。

案二

刘某，男，84岁。

初诊（2015年10月6日）： 其女代述，患者患肺炎20余天，在医院住院输液治疗，后出现便秘，曾用开塞露等，无效。特来求药方。患者消瘦，纳呆，腹胀，舌淡红，苔白。本人未来，故无诊脉。

辨证： 肺脾气虚，腑气不通。

治法： 健脾益气，宣肺润肠通便。

处方： 党参15g，茯苓15g，生白术10g，砂仁10g，半夏10g，陈皮10g，瓜蒌10g，川贝母5g，苦杏仁10g，桔梗5g，枳壳10g，火麻仁10g，紫苏子10g，桃仁10g，生姜3片。3剂，水煎服，每日1剂，分2次服。

二诊（2015年10月9日）： 患者昨天已大便，量多，咳喘已减。效不更方，继续服用。

患者至2015年11月20日仍服用此方，咳嗽，虽有痰，量不多，夜能平卧，朝能坐立。大便1～2天1次。

病案分析： 本案患者便秘，是因肺炎住院后出现，用开塞露等无效。考虑其年事已高，久卧不起，又患肺疾，不欲饮食，为肺脾双虚，为求通便，必以补虚清肺为主。故用健脾益气之党参、茯苓、生白术、砂仁；用宣肺化痰之半夏、陈皮、瓜蒌、川贝母、紫苏子、枳壳、苦杏仁、桔梗；用养血润肠通便之火麻仁、桃仁；方中瓜蒌、川贝母、紫苏子、枳壳即有化痰平喘作用又有理气通便之功。

二诊后，其女代述，大便已下，量多，咳喘诸症减轻，是药方对症，故继续服用。11月20日再诊，已服药1月余，效果明显，大便通畅，1～2天1次，咳嗽减轻。夜能入眠，朝能坐立。

按：患者便秘兼肺疾，消瘦、纳呆、腹胀、不欲饮食，为肺脾气虚，故给予健脾清肺润肠通便之方，建功立效。

案三

孙某，男，72岁。

初诊（2016年1月20日）：诉既往有胃病、高血压病，且便秘多年，应用番泻叶、开塞露能解大便，近4天因家务忙碌，使用开塞露仍未能解便。纳呆，口苦、口臭，腹胀，烦躁，夜卧不安，腰腿酸软，舌淡，苔黄厚，脉弦有力。

辨证：肝郁气滞，湿热中阻。

治法：疏肝理气，泄热通便。

处方：瓜蒌20g，当归20g，蒲公英10g，败酱草10g，半夏10g，陈皮10g，何首乌10g，郁李仁10g，枳壳10g，槟榔10g，草决明10g，桃仁10g，柏子仁10g，牛膝10g，肉苁蓉10g，生甘草3g。3剂，颗粒剂，每日1剂，分2次冲服。

二诊（2016年1月23日）：上方服后仍未便，腹胀加重，烦躁，口苦，坐立不安，欲便不能，苔黄，脉弦有力。

处方：枳壳10g，木香10g，槟榔10g，决明子10g，柏子仁10g，何首乌10g，瓜蒌20g，郁李仁10g，当归20g，桃仁10g，牛膝10g，败酱草10g，蒲公英10g，生地黄10g，芒硝10g，生甘草3g。3剂，颗粒剂，每日1剂，分2次冲服。

三诊（2016年1月26日）：药后泄下多枚硬便。

上方去芒硝、郁李仁、槟榔，服3剂以巩固。

病案分析：患者初诊时长期便秘，对开塞露，以及番泻叶等泻药有依赖性，属慢性便秘。西医学认为此病应属肠蠕动减慢，肠动力不足。可以用促进胃肠动力药物配合治疗。中医学分析，腹胀、烦躁、脉弦有力为肝郁气滞；口苦、口臭、舌苔厚腻是湿热蕴积大肠，大肠传导不畅，湿热上蒸所致，所以此案为：肝郁气滞、湿热中阻。给予理气清热通便之法。

二诊，服三剂药后仍烦躁，腹胀加重，口苦，坐立不安，欲便不能。考虑湿热积于大肠不下，耄耋之人，应用泻下之品，如用承气类方，易伤正气；改用理气润肠之方，因肉苁蓉偏温，故去之，加入木香加强行气之功；加入生地黄凉血养血通便。

三诊，述泄下多枚硬便，此乃腑气已通，故减去芒硝、郁李仁、槟榔之泻下通便之品。

按： 此便秘是肝郁气滞，湿热中阻导致，给予理气泄热通便之法治疗，考虑年事已高，用峻下剂易伤正气，故用理气润肠之剂，收效。

案四

张某，男，80岁。

初诊（2016年1月9日）： 诉患腰椎病伴便秘多年。胃胀，手足冷，麻木，痒，大便5～6天未行，苔黄，脉弦。

辨证： 脾肾阳虚，气滞便秘。

治法： 温补脾肾，理气通便。

处方： 草决明15g，木香10g，香附10g，紫苏子10g，莱菔子10g，党参10g，熟附子10g，肉苁蓉15g，干姜5g，生大黄10g（后入），桃仁10g，槟榔10g，白鲜皮15g，怀牛膝15g，生甘草5g。5剂，水煎服，每日1剂，分2次服。

二诊（2016年1月15日）： 服药后便通，胃纳好转，又取8剂改为水丸，每次10g，每日2次，服用则纳可，便通，后常年服用。

病案分析： 此案患者系腰椎病伴便秘，临床表现为手足凉，此乃脾肾阳虚不能温煦四肢所致，手足麻木、痒是气血不足，不能荣养手足；胃胀是气滞，气行不畅，无力推动腑气，故出现胃胀、便秘。根据上述症状，诊断为便秘。脾肾阳虚，气滞便秘，给予温补脾肾，理气通便立法。方中肉苁蓉归肾、大肠经，有补肾益精、润燥滑肠之功。《神农本草经疏》中记载："白酒煮烂顿食，治老人便燥闭结。"《景岳全书》治阳虚便秘用的济川煎中把肉苁蓉作为主药。本案患者，阳虚是本，所以取济川煎之意，用肉苁蓉作为主药，配以温补肾阳之附子作为君药。附子无姜不热，加上干姜增强温补脾肾阳气；另用健脾益气之党参加上行气的木香、香附、槟榔、紫苏子、莱菔子来促进胃肠动力，除去胃胀，促进肠蠕动，为臣药。用草决明、生大黄、桃仁来润肠通便为佐药；用怀牛膝引药下行为使药。全方配伍既温补脾肾之阳，又健脾理气、润肠通便。所以几剂药即见明显疗效，后配以水丸以便常年服用。

按：老年便秘，临床常见以阴虚或气阴两虚为多，但因患者年老体弱，长期患病，多伴有其他脏腑疾病，需详细分析。案二为慢性支气管炎、肺炎致肺气虚；案三伴有肝气郁结；案四患腰椎病致肾阳虚。所以临床治疗老年便秘，应结合多脏器的功能，综合医治。

肠梗阻

张某，男，56岁。

初诊（2014年12月26日）：诉腹痛、腹胀7天，入院检查，白细胞数 $18.8 \times 10^9/L$，X线片示：左下腹数个小液平面，降结肠充气明显，未见膈下游离气体。给予减压肥皂水灌肠及口服抗生素等治疗7天，症状未能缓解，请徐老师会诊。患者纳少，近1周禁食，倦怠乏力，少气无力，语声低微，腹痛，腹胀，舌淡，苔白，脉细。

辨证：气虚便结。

治法：健脾益气，理气通便。

处方：黄芪30g，党参10g，当归15g，槟榔10g，枳实6g，郁李仁10g，生甘草5g。2剂，水煎服，每日1剂，分2次服。

二诊（2014年12月28日）：服1剂后则肠鸣，随即入厕，大便自出，腹痛、腹胀消失。舌淡，苔白，脉细。

处方：黄芪 30g，党参 10g，当归 15g，槟榔 10g，枳实 6g，郁李仁 10g，生甘草 5g。1 剂，水煎服，分 2 次服。

三诊（2014 年 12 月 29 日）：腹痛、腹胀消失，大便偏软，每日 1 次，食欲恢复，无倦怠。舌淡，苔白，脉细。

嘱：注意饮食，选择易消化食物，适量运动。

病案分析：此患者入院后诊为肠梗阻，此病西医学认为是外科急腹症之一，病因较多，分型不一。轻度单纯不完全性肠梗阻多采用禁食、胃肠减压、输液纠正水电解质及酸碱平衡，以及口服抗生素治疗；严重者或保守治疗无效则选择手术治疗。

中医认为肠梗阻属于"关格""肠结"。关格最早在《黄帝内经》中提到，在《诸病源候论》中得以阐述，认为是脾肾虚衰，气化不利，浊邪壅塞三焦所致，主要采取温补脾肾、化湿降浊之方法。"肠结"在张锡纯《医学衷中参西录》中有记载，认为是热盛怒之后又过食生冷硬物，引致肠道功能紊乱，使肠道阻塞不通，病症像今天西医学所讲肠梗阻，治疗时止呕之药与开结之药并用，方能直达病所；又必须内外兼治，则久停之结庶可下行，采用硝菔通结汤加生赭石细末治疗，知其下净后，开黄肉汤饮下，张老前辈采用急则治其标，攻下止呕，后补其虚、固其本。

此案患者诊见平素纳差，少动，大便细软，每日 1 次，时而溏稀。今诊为肠梗阻，禁食 1 周，仅以输液营养支持，徐老师认为原来脾胃气虚，这样会进一步加重，脾虚则运化无力，导致气滞水聚。

徐老师以补气为主，理气通便，大法立方。用黄芪配党参以补气；用当归活血行气通便；槟榔配枳实理气除胀以通便；郁李仁益气养阴润肠通便；药味虽简但使脾胃得健，肠推动有力，所以便通，腹痛、腹胀除，病获痊愈。

第三节 肾系病证

过敏性肾炎

张某，女，30岁。

初诊（2019年10月3日）：诉患过敏性肾炎1年余，西医治疗后转用中医治疗半年。查其处方，以六味地黄汤加用活血化瘀的中药治疗，尿蛋白（+），红细胞（+）～（++）。右髋部红色丘疹，时而作痒，纳可，眠可，大小便正常，舌质红，苔薄黄，脉弦细。

辨证：气阴两虚，热灼血络。

治法：益气养阴，清热凉血。

处方：黄芪20g，石韦10g，生地黄10g，熟地黄10g，牡丹皮10g，墨旱莲10g，女贞子10g，紫草10g，牛膝10g，茜草15g，青蒿10g，荆芥10g，生甘草3g。20剂，水煎服，每日1剂，分2次服。

二诊（2019年10月20日）：尿蛋白（－），红细胞（+）。皮疹消失，纳可，眠可，舌淡红，苔白，脉细。

处方：黄芪20g，石韦10g，生地黄10g，熟地黄10g，牡丹皮10g，墨旱莲10g，女贞子10g，紫草10g，牛膝10g，青蒿10g，荆芥10g，仙鹤草30g，生甘草3g。20剂，水煎服，每日1剂，分2次服。

三诊（2019年12月10日）：2019年11月15日复查，尿蛋白（－），红细胞（+）。2019年12月10日复查，尿蛋白（－），红细胞（－）。纳可，眠可，大小便正常，舌淡，苔白，脉平。

处方：仙鹤草泡水代茶饮。

病案分析：过敏性肾炎一症，西医学又称为过敏性紫癜肾炎，认为是以坏死性小血管炎为主要病理改变的全身性疾病引起的肾损害。临床上除皮疹外，主要表现为镜下血尿和蛋白尿，部分患者有肾功能下降，蛋白尿、血尿比较难消，部分患者预后较差。

中医学早在《素问》中记载"溺血""溲血""膏淋"，治疗上主要以清心火、利湿热、补脾肾为主。

本案患者，病位在肾，有蛋白尿，尿中有细胞，皮疹等比较符合中医学认为的"久病必虚，久病必瘀，久病及肾，久病入络"，所以徐老师用益气养阴、清热凉血大法处方用药，使蛋白尿、血尿消失，病获痊愈。老师比较喜用仙鹤草来治血尿，此药在《神农本草经》中所释有收敛止血、补虚之功，对于血证偏虚者效果较佳。

肾病综合征

李某，男，30岁。

初诊（2012年1月13日）：患者在2011年被某医院确诊为"病理系膜增生性肾小球肾炎"，经激素治疗，尿蛋白（++++），潜血（++）～（+++），血压150～160/85～95mmHg，甘油三酯8.5～9.2mmol/L，尿素氮12.8mmol/L，血肌酐158μmol/L。面赤如朱，头面、胸背痤疮，乏力，纳呆，腰酸痛，下肢轻度水肿。舌红，苔黄，脉弦数有力。

辨证：肝肾阴虚火旺。

治法：补肾益气，滋阴降火，活血利尿。

处方：黄芪30g，熟地黄10g，茯苓15g，山药15g，山茱萸10g，生地黄15g，白茅根30g，大蓟15g，小蓟15g，牡丹皮10g，泽泻15g，知母10g，黄柏10g，生甘草3g。15剂，水煎服，每日1剂，分2次服。

二诊（2012年1月27日）：面赤减，食欲增强，腰痛减轻，自觉有力，舌红，苔黄，脉弦数。

处方：黄芪30g，熟地黄10g，山药15g，山茱萸15g，生地黄15g，白茅根30g，大蓟15g，小蓟15g，牡丹皮10g，知母10g，黄柏10g，泽泻10g，白花蛇舌草15g，石韦10g，生甘草3g。15剂，水煎服，每日1剂，分2次服。

三诊（2012年2月14日）： 服药后尿蛋白（++），潜血（+），血压140/85mmHg，面赤、痤疮较前有明显减轻，仍觉乏力、腰痛、尿黄，舌红，苔黄，脉弦数。

继服上方20剂，水煎服，每日1剂，分2次服。

四诊（2012年3月10日）： 尿蛋白（-），潜血（-），血压130/85mmHg，甘油三酯7.2mmol/L。

继服上方20剂，水煎服，每日1剂，分2次服。

五诊（2012年5月3日）： 尿常规检查未见异常，甘油三酯6.3mmol/L，痊愈，已能参加农业劳动。

病案分析： 肾病综合征由多种原因造成，临床上表现典型"三高一低"，即大量蛋白尿、高度水肿、高脂血症、低蛋白血症，以及身体代谢紊乱等多种伴随症状，西医学一般对症治疗，采用利尿治肿、降血脂、降血压等方法，也常用糖皮质激素来长期治疗。

《黄帝内经》中有"水肿"记载，《金匮要略》又有"风水""皮水""正水""石水"的论述，直到朱丹溪将水肿分为"阳水"和"阴水"两大类，为后世所崇。

本案患者初诊时面赤、痤疮、舌红、苔黄、脉弦数，为肝肾阴虚，阴虚生内热所致。乏力、腰酸痛、下肢轻度水肿为肾虚气化不力，水肿，气虚乏力，腰为肾之府，故腰痛。故以补肾益气，滋阴降火，活血利尿之法，处以知柏地黄汤补肝肾、滋阴降火，配以益气活血利尿之品治疗。

按： 本案肾病综合征属于激素治疗无效型，徐老师常用补肾滋阴降火、益气利水消肿大法，五诊后恢复，能参加劳动，中医治病，不要被西医学思维约束，此处正是古人所言"言不可治者，未得其术也"，西医学难题从中医学的病脉证治出发，用心治疗常常获得意想不到之惊喜。

慢性肾病（慢性肾炎，肾小球肾炎）

案一

王某，女，35 岁。

初诊（2017 年 9 月 17 日）：诉患肾炎多年，尿蛋白（++），口服激素治疗。倦怠乏力，腰膝酸软，眠差，多梦，下肢轻度水肿，舌淡，苔白，脉沉细无力。

辨证：肾气虚弱，精微不固。

治法：温补肾气。

处方：熟地黄 10g，黄芪 40g，山茱萸 10g，熟附子 10g，桂枝 10g，石韦 30g，山药 15g，杜仲 10g，茯苓 15g，生龙骨 15g，生牡蛎 15g，生甘草 5g。20 剂，水煎服，每日 1 剂，分 2 次服。

二诊（2017 年 10 月 26 日）：尿蛋白（-）。倦怠乏力好转，腰酸减轻，眠好，下肢水肿已消，舌淡，苔白，脉细。

继服上方 7 剂，水煎服，每日 1 剂，分 2 次服。嘱停服激素。

三诊（2018 年 2 月 10 日）：因干农活劳动后检查，尿蛋白（++）。倦怠乏力好转，腰酸减轻，眠好，下肢水肿已消，舌淡，苔白，脉细。

继服上方 15 剂，水煎服，每日 1 剂，分 2 次服。

四诊（2018 年 2 月 27 日）：尿蛋白（-）。无倦怠，无腰痛，舌红，苔白，脉平。

嘱：不要吃药，注意多休息避免劳累。

病案分析：西医学认为肾小球肾炎是以肾小球损害为主的变态反应性疾病，临床上较为常见，主要表现为蛋白尿、血尿、水肿和高血压等，有部分患者失去最后治疗时机可最终发展到肾衰竭、尿毒症，靠透析或肾移植来维持生命。慢性肾小球肾炎部分患者蛋白尿难以消退。

本病病位在肾，与脾、肺关系密切，临床分型较多，各家叙述不一。本案患者口服激素，蛋白尿长期存在，来诊时倦怠乏力，腰膝酸软，老师认为此属肾气亏损、封藏失职导致精微流失。老师运用桂附八味丸加重用黄芪，使肾气旺盛、精微得固。方用附子、桂枝益火通阳；熟地黄、山茱萸、山药益阴遏阳，善补阳者必阴中求阳；杜仲、茯苓、龙骨、牡蛎、甘草以壮肾收敛解毒之功；加重黄芪配石韦"一升一降，一温一寒，一补一泻"，收益气升阳、利尿消蛋白之效。对于肾病激素依赖型减少或停用激素，可以取得较满意效果。

案二

田某，男，5岁。

初诊（2016年3月15日）：诉患慢性肾炎半年余，在当地医院治疗（药物不详）。尿常规显示蛋白（＋）、红细胞（＋）、白细胞（＋）。眼睑浮肿，四肢肿胀较轻，手心热，烦躁，纳可，眠可，小便数，大便正常，舌苔白，脉滑。

辨证：气阴两虚。

治法：补肾益气，滋阴降火，兼清水湿。

处方：黄芪12g，生地黄6g，熟地黄6g，茯苓6g，炒白术6g，知母6g，黄柏6g，牡丹皮6g，山茱萸10g，山药10g，石韦6g，大蓟6g，小蓟6g，生甘草2g。10剂，颗粒剂，每日1剂，分2次冲服。

二诊（2016年4月12日）：尿常规显示蛋白（－）、红细胞（－）、白细胞（＋）。眼睑浮肿减轻，手心热，无烦躁，纳可，眠可，大小便正常，舌淡，苔白，脉滑。

处方：黄芪12g，生地黄6g，熟地黄6g，茯苓6g，炒白术10g，知母6g，黄柏6g，牡丹皮6g，山茱萸10g，山药10g，石韦6g，大蓟6g，小蓟6g，生甘草3g。30剂，颗粒剂，每日1剂，分2次冲服。

三诊（2019年7月24日）：2016年口服中药后治愈。2017年肾炎复发，在当地治愈。2019年5月份又复发，在当地治疗无效，故前来治疗。尿常规显示蛋白（+++）、血红蛋白8g/L、肝功能异常；西医诊断为肾病综合征。给予白蛋白、激素治疗。眼睑浮肿，双下肢水肿，纳呆，小便数，大便正常，舌淡胖大，苔白，脉细。

辨证：脾肾两虚，水湿不运。

治法：健脾益肾，补气利湿。

处方：黄芪12g，党参6g，茯苓6g，炒白术10g，砂仁6g，木香6g，当归6g，鸡内金6g，白扁豆6g，山药10g，石韦6g，生甘草3g。14剂，颗粒剂，每日1剂，分2次冲服。

四诊（2019年8月10日）：查尿蛋白（+++）～（++++）。眼睑和双下肢肿消，仍不愿进食，形体消瘦，倦怠乏力，舌淡红，苔薄黄，无脉诊。

辨证：脾胃虚弱。

治法：健脾益气，利湿消肿。

处方：黄芪15g，党参6g，茯苓6g，炒白术10g，砂仁6g，木香6g，当归6g，鸡内金6g，白扁豆6g，山药10g，石韦6g，生甘草3g。14剂，颗粒剂，每日1剂，分2次冲服。

五诊（2019年8月26日）：尿蛋白（-），血红蛋白13g/L，肝功正常。全身无浮肿，纳可，二便正常，舌淡苔白，脉细。其父恐肾病复发，要求中药巩固。

辨证：脾肾两虚。

治法：健脾益肾。

处方：黄芪15g，炒白术10g，砂仁6g，茯苓15g，桂枝6g，石韦6g，熟地黄10g，山茱萸10g，山药10g，丹参6g，泽泻6g，生甘草3g。30剂，颗粒剂，每日1剂，分2次冲服。

六诊（2019年10月6日）：查尿常规正常，肝功正常。告之病已痊愈，注意休息，避免感冒。

病案分析：本案患者，2016年初诊见手心热、烦躁为阴虚火旺，眼睑肿、蛋白尿为肾气虚、气化不力。处以滋阴降火之知柏地黄汤加以益气利湿之品，获效。2019 年三诊，病情复发，出现尿蛋白、水肿，又出现纳呆、舌淡，辨证为脾气虚弱、气不化精，处以参苓白术为主加利湿之品化裁治疗。此乃补后天以益先天之意，脾健肾充，故病痊愈。慢性肾炎引起的水肿，两次水肿用法不一，我们临床谨遵观其脉证，知犯何逆，随证治之。辨证治疗，乃中医学灵魂所在。

肾 癌

王某，女，88 岁。

初诊（2015 年 8 月 21 日）：诉确诊肾癌半年余。每次排小便则疼痛难忍，伴有尿血。手足心热，纳可，大便稍干，无腰痛，舌质红，苔少，脉弦细。

辨证：下焦湿热。

治法：清热利尿，滋阴止血。

处方：白及 5g，白茅根 30g，生地黄 10g，大蓟 10g，小蓟 10g，瞿麦 10g，栀子 10g，知母 10g，石韦 15g，白花蛇舌草 15g，半边莲 15g，生甘草 6g。15 剂，水煎服，每日 1 剂，分 2 次服。

二诊（2015 年 9 月 13 日）：排小便不痛，但尿量少，色黄，纳可，大便正常，舌淡红，苔少，脉弦细。

继服上方 15 剂，水煎服，每日 1 剂，分 2 次服。

病案分析：肾癌，西医学又称肾细胞癌，是一种死亡率比较高的疾病，肾癌治疗以手术为多见，但患者年老体虚，多取保守治疗。今以尿痛为主兼尿血，舌红苔少，是湿热为主兼有阴虚，当以清热利尿滋阴止血。用《太平惠民和剂局方》的八正散合《伤寒论》的猪苓汤之意，加白及以止血敛阴；白花蛇舌草、半边莲清热利湿以抗癌。虽方中无猪苓、阿胶。但医者取其意而非死搬原方。

肾结石

杨某，男，56岁。

初诊（2012年1月8日）：诉某医院X线检查有肾结石0.3cm。腰痛，叩击加重，腹痛，呕吐，欲大小便，尿频，尿痛，舌质红，苔黄，脉弦数。

辨证：湿热下注。

治法：清热利尿，通淋排石。

处方：鸡内金10g，金钱草30g，海金沙30g，牛膝30g，当归30g，生地黄10g，瞿麦15g，牡丹皮10g，泽兰15g，萹蓄10g，连翘10g，生甘草3g，泽泻10g。14剂，水煎服，每日1剂，分2次服。

嘱：服药后多饮水、多跳跃等。

二诊（2012年2月6日）：服药期间，曾有尿痛，尿中有细沙样沉淀，未见大块结石。腰区叩击不痛，无腹痛，大小便正常，舌淡，苔白，脉细。

建议复查X线或B超，无需用药，观察随诊。

病案分析：肾结石在我国发病率较高，个别地区易高发，西医一般采取体外碎石或手术治疗。

中医早在《诸病源候论》中就有石淋的详细记载，老师认为本病多由湿热下注、化火炼阴、尿液浓煎而结为石淋。在急性发作期，给予清热通淋、利尿排石方法用药。效佳可鉴。慢性期，多饮水，多跳跃，以便排石。

本案结石患者，老师用三金汤合八正散加减，取三金汤的清热利湿之效，来清利患者的下焦湿热；用其活血化瘀之功来扩张输尿管，促使结石排出；用八正散的利水通淋之效来加强三金汤清热利湿之功，补其通淋下行不足之力。老师临床上用清热利尿、通淋排石为主治疗多例结石患者，效果显著，不同体质、不同病证，可以酌情加减。

血精症

蔡某，男，34岁。

初诊（2011年5月6日）：诉查精液示红细胞满布。诊见面红体壮，腰酸软，手足心热，眠可，纳可，大小便正常，舌红，苔薄黄，脉弦。

辨证：肾阴亏虚，火扰精室。

治法：滋阴降火，清热止血。

处方：生地黄15g，熟地黄20g，牡丹皮15g，知母15g，黄柏15g，阿胶15g（烊化），白茅根15g，金银花15g，草薢15g，天冬10g，当归10g，生甘草6g。15剂，水煎服，每日1剂，分2次服。

二诊（2011年5月23日）：查精液示红细胞稀布。面红轻，体壮，腰酸好转，眠可，纳可，大小便正常，舌淡，苔薄白，脉弦。

继服上方15剂，水煎服，每日1剂，分2次服。

三诊（2011年6月10日）：查精液，未见红细胞。面淡红，无腰软，眠可，纳可，大小便正常，舌淡红，苔白，脉平。

知柏地黄丸，口服1个月。

病案分析：西医学认为由多种原因引起血精症，主要以炎症为主，临床治疗多应用抗生素和止血药来处理，个别患者转成慢性血精症，较为难愈。

中医学早在《诸病源候论》中就有"精血"记载。中医学认为男子精子藏于精室，如果脾肾两虚，气不统摄血精，血随精出，可以出现血精，另外各种原因导致火热之邪下行，扰动精室，损伤血络，血随精出；还有部分外伤等原因也可出现血精。治疗上多采用补益脾肾、清热利湿、凉血止血、或者化瘀止血之方。

按：本案初诊，精液红细胞满布，面红、足热、腰酸、舌红，苔薄黄，脉弦。此乃肝肾阴虚，阴虚火旺，火扰精室，出现血精。给予知柏地黄加清热凉血之品以疗，痊愈。

第四节 心脑病证

神经衰弱

徐某，男，82岁。

初诊（2017年12月3日）：诉每至夜晚身凉、抽筋不得卧，伴有尿频。在当地中西医治疗效果均不明显，来济南求治。患者形体消瘦，精神欠佳，语言表达正常，每至日落，心情紧张，不得卧，尿频，便干，耳鸣，纳可，舌淡。苔薄，脉弦紧有力。

辨证：肝肾亏虚。

治法：温补肝肾，养血潜阳。

处方：熟附子10g（先煎），肉桂10g，肉苁蓉10g，怀牛膝15g，木瓜15g，当归10g，杭白芍30g，石决明15g，磁石15g，瞿麦15g，泽兰10g，乌药10g，山茱萸10g，生甘草5g。7剂，水煎服，每日1剂，分2次服。

二诊（2017年12月10日）：服药后仍怕冷，抽筋次数明显减少，大便通畅。舌淡，苔薄，脉弦。

继服上方7剂，水煎服，每日1剂，分2次服。

2017年12月17日甚喜，来电述：夜卧可，夜尿2～3次，无抽筋，邮取药7剂。其后间断服用上方数次。

2018年3月16日来电述：睡眠好，夜间已无身凉，抽筋未再发作，能自主照顾自己，大便通畅，1～2日1行。

病案分析：西医学认为，神经衰弱是在长期紧张的压力下产生以脑和躯体功能衰弱为主要特征的一种心理疾病。主要表现为精神易兴奋、烦躁，脑力易疲乏，体现在精神活动下降、情绪症状和生理功能紊乱3个方面。本病治疗以心理治疗、生活调节、药物治疗为主，其药物用抗焦虑药物和抗抑郁药物。

中医学中神经衰弱的症状与"不寐""烦躁""健忘"等病症相

类似，多与心、脾、肝、胆、肾脏器相关，治疗上，不同病证治疗各有不同。

此案患者，老师给予熟附子、肉桂、肉苁蓉以温肾阳；用当归、白芍、山茱萸以养肝血；用石决明、磁石以镇肝潜阳；用木瓜、牛膝来补肝肾、壮筋骨，治其抽筋。全方药少但与肝肾两虚病机相符，故显效。

按:《黄帝内经》提到"诸寒收引，皆属于肾"，耄耋之人，肾气已衰，肾藏五脏六腑之精，用之出也，现肾精不足，全身其他脏腑精气受累，肝当先受之，因"肝肾同源"，肾精不足则耳鸣、精神欠佳；肾气不固则尿频；肾阳不足则入夜身凉；肝血不足则烦躁；肝血不足、肝阳上亢、血虚生风则夜间抽筋；肝肾两虚、阳亢于上、不能入阴则夜不得卧；故给予温补肝肾、养血潜阳大法，方中用安神之品，其肝肾充，精血足，阴阳调和则眠已安。

失　眠

案一

蔡某，男，32岁。

初诊（2005年12月22日）: 诉失眠月余，逐渐加重，最近彻夜难寐，心烦急躁，口苦，口臭，倦怠，乏力，纳少，舌红，苔黄，脉弦数。

辨证: 胆经虚热，痰热扰神。

治法: 清热化痰，补虚安神。

处方: 黄连10g，半夏10g，陈皮10g，党参30g，竹茹10g，枳壳10g，茯苓15g，炒酸枣仁30g，合欢皮30g，生龙骨30g，生牡蛎30g，生甘草6g。5剂，水煎服，每日1剂，分2次服。

二诊（2005年12月27日）: 入夜卧眠，无心烦，口苦、口臭好转，无倦怠，纳可，舌淡，苔白，脉平。

嘱其不用服药，避免进食咖啡、浓茶、辛辣之品。

病案分析： 患者有心烦急躁，口苦，舌红，苔黄，脉弦数，为胆经有热，痰热之证。胆为中正之官，清净之府。肝胆郁火，痰热内生化热，痰饮上扰清窍，故失眠而生。

徐老师处以温胆汤加味来治疗，温胆经并无温胆之药，实则有清热祛痰之功，乃谓温和之意。温胆汤是由二陈汤加枳实、竹茹、姜、枣而成，二陈汤燥湿化痰，理气和中；枳实苦寒，降气行痰；竹茹甘寒，涤痰、清热除烦；加用党参补其气，治其倦怠乏力之虚；加黄连清心肝胆之火，清其热；加酸枣仁、合欢皮、生龙骨、生牡蛎以安神定志，为其治失眠，速效，全方共进 5 剂而愈。

案二

郭某，男，66 岁。

初诊（2015 年 12 月 2 日）： 诉因家庭矛盾，每夜睡 2 小时左右即醒，醒后再无法入睡。入睡困难，睡易醒，醒后难以入睡，烦躁，口苦，耳鸣高调如蝉鸣，舌红，苔少，脉弦细。

辨证： 肝郁火旺。

治法： 疏肝解郁，泻火安神。

处方： 生磁石 30g，生石决明 30g，生龙骨 30g，生牡蛎 30g，龙胆 10g，柴胡 5g，牡丹皮 10g，栀子 10g，杭白芍 15g，天冬 10g，黄芩 10g，生地黄 10g，赤芍 10g，川芎 5g，牛膝 30g，茯苓 30g，合欢皮 15g，淡竹叶 10g，生甘草 5g。3 剂，水煎服，每日 1 剂，分 2 次服（分别在晚饭前、睡前服用）。

二诊（2015 年 12 月 15 日）： 多梦、烦躁已平，耳鸣减轻，舌红，苔少，脉弦，配合心理疏导，药后已能睡 4～5 小时。

处方： 生磁石 30g，生石决明 30g，生龙骨 30g，生牡蛎 30g，柴胡 5g，牡丹皮 10g，栀子 10g，杭白芍 15g，天冬 10g，黄芩 10g，生地黄 10g，赤芍 10g，川芎 5g，牛膝 30g，茯苓 30g，合欢皮 15g，淡竹叶 10g，生甘草 5g。6 剂，水煎服，每日 1 剂，分 2 次服（分别在晚饭前、睡前服用)。

病案分析：患者因家庭纠纷原因，导致情志不畅、肝气郁结，肝郁日久化火，肝火上扰心神，故出现失眠、早醒、醒后难以入睡，肝气不畅，出现烦躁，肝火上炎则口苦，肝经循耳，肝火上扰耳窍则耳鸣。老师据此辨为肝郁火旺证，处以疏肝解郁、泻火安神之法。方用龙胆泻肝汤加减，龙胆泻肝汤能清肝胆之火、利肝胆之热。方中龙胆、栀子、黄芩、柴胡皆有泻肝火之功；生地黄使火邪从大便而解；把泽泻改为淡竹叶，取其清心除烦之功，使火邪从小便而出；用生磁石、生石决明、生龙骨、生牡蛎四味既能平肝潜阳，又能镇心安神，既治失眠又治耳鸣，四生在此妙不可言；肝体阴而用阳，用杭白芍、天冬养肝血，以防大队泻肝火之品伤肝阴；用牛膝引火下行；合欢皮有疏肝解郁之效；少量川芎有活血安神交通之效。

西医学认为早醒是焦虑症的表现，而徐老师用9剂中药收功，实为妙哉。

案三

马某，男，33岁。

初诊（2015年8月28日）：诉失眠多日。入眠困难，烦躁，食少无味，小便黄，舌淡暗，苔薄，脉弦细。

辨证：脾气虚弱，心肝火旺。

治法：健脾安神，清心泻肝。

处方：党参15g，炒白术30g，茯苓30g，砂仁6g，木香10g，香附6g，炒酸枣仁30g，生龙骨30g，生牡蛎30g，牡丹皮10g，栀子10g，淡竹叶10g，车前子10g，生甘草6g。14剂，颗粒剂，每日1剂，分2次冲服。

二诊（2015年9月15日）：服药10剂左右，失眠已好转，用药14天已安然入睡。无烦躁，纳可，小便清，舌淡，苔薄，脉平。

嘱其避免劳累，不能进饮浓茶、咖啡、辛辣等刺激之品，无需服药。

病案分析：患者来诊以失眠、食少无味为主，舌淡、苔薄、脉细为脾气虚弱之象，伴有烦躁、尿黄、脉弦为心肝火旺之证，故徐老师认为证属脾气虚弱、心肝火旺之失眠。立以健脾安神、清心泻肝之大法。处以外台茯苓饮中党参、炒白术、茯苓、砂仁、木香来治其脾气虚弱；用牡丹皮、栀子、淡竹叶、车前子来清心肝之火；用炒酸枣仁、生龙骨、生牡蛎来养心镇心安神。全方药简义明，收效颇佳。

案四

张萍，女，78 岁。

初诊（2015 年 2 月 8 日）：诉失眠半年余。头痛，耳鸣，心慌，口干，双下肢乏力，舌红，苔少，脉沉细数。

辨证：心肾阴虚。

治法：养心益肾，滋阴降火。

处方：生龙骨 15g，生牡蛎 15g，炒酸枣仁 30g，知母 10g，黄柏 10g，当归 10g，白芍 10g，丹参 15g，麦冬 15g，山药 15g，五味子 10g，怀牛膝 10g，生甘草 3g。3 剂，颗粒剂，每日 1 剂，分 2 次冲服（中、晚饭后服）。

二诊（2015 年 2 月 11 日）：患者很是高兴，诉服药后夜眠难醒，多年未见。

继服上方 7 剂，颗粒剂，每日 1 剂，分 2 次冲服（中、晚饭后服）。

病案分析：患者初诊，出现心悸、失眠为心火偏亢所致；耳鸣、双下肢乏力为年老肾虚，肾气不足；肾气不足、肾阴亏损、阴虚火旺、虚火上扰脑窍则头痛失眠；上扰耳窍则耳鸣；上扰口窍则口干。综上症状辨为心肾阴虚型，处以养心益肾、滋阴降火之法。方中用炒酸枣仁、丹参、麦冬、五味子以养心血、补心阴、活血安神；用黄柏、知母、怀牛膝来滋肾阴清泻虚火；用生龙骨、生牡蛎来镇潜安神；用当归、白芍配丹参来养血活血安神；全方共奏补心肾、降虚火之功，使心肾得充，神明则安。

案五

徐某，男，82 岁。

初诊（2017 年 12 月 3 日）：诉每至夜晚，全身凉，难以入睡，曾在当地治疗 1 月余，今来济南求治。尿频，尿后痛，失眠，舌淡，苔白，脉细。

辨证：龙雷火衰，相火上亢。

治法：温补肾阳，潜降相火。

处方：肉桂 10g，熟附子 10g，肉苁蓉 10g，山茱萸 10g，怀牛膝 15g，当归 10g，杭白芍 30g，熟地黄 15g，木瓜 15g，石决明 15g，紫石英 15g，磁石 15g，泽泻 10g，乌药 10g，桃仁 10g，瞿麦 15g，生甘草 5g。7 剂，水煎服，每日 1 剂，分 2 次服。

二诊（2017 年 12 月 16 日）：诉服药后每晚能睡 5～6 小时。尿频减轻，无尿痛，舌淡，苔白，脉细。

处方：肉桂 10g，熟附子 10g，肉苁蓉 10g，山茱萸 10g，怀牛膝 15g，当归 10g，杭白芍 30g，熟地黄 15g，木瓜 15g，石决明 15g，紫石英 15g，磁石 15g，泽泻 10g，乌药 10g，桃仁 10g，生甘草 5g。7 剂，水煎服，每日 1 剂，分 2 次服。

三诊（2017 年 12 月 29 日）：入夜即眠，尿频轻，舌淡，苔白，脉细。

继服上方 7 剂，水煎服，每日 1 剂，分 2 次服。

四诊（2018 年 2 月 9 日）：继服上方。

五诊（2018 年 3 月 16 日）：继服上方。

病案分析：本案老年男性患者前列腺增生后出现尿频、尿痛、至夜身凉，影响睡眠。夜间凉为龙雷火衰、肾阳不足，相火上扰心神则失眠。故以温补肾阳、潜降相火立法处方。方中肉桂、熟附子、肉苁蓉、山茱萸温补肾阳；四物汤中当归、白芍、熟地黄来养血安神；石决明、紫石英、磁石潜阳安神；泽泻、瞿麦配木瓜、牛膝清利下焦湿热；同时牛膝还有补肾和引药下行之功；乌药性温，有温肾散寒、行气止痛之功，在此处用乌药既能治疗尿痛、尿频，如缩泉丸之意，又能行气机，带领温阳药上下畅通，实在甚妙也。

案六

刘某，女，62 岁。

初诊（2017 年 10 月 25 日）：诉患高血压病多年，近期失眠严重。面白，脱发，身体阵发性烘热，口苦，手温足凉，纳可，二便调，舌淡红，苔少，脉弦细。

辨证：肝阴不足，虚火上扰。

治法：滋补肝阴，泻火安神。

处方：熟地黄 15g，何首乌 10g，天冬 10g，山药 10g，知母 10g，黄柏 15g，山茱萸 10g，牡丹皮 10g，秦艽 10g，地骨皮 10g，生龙骨 10g，生牡蛎 15g，五味子 6g，黄连 5g，肉桂 6g，茯苓 10g，生甘草 6g。7 剂，水煎服，每日 1 剂，分 2 次服。

二诊（2017 年 11 月 3 日）：诉每晚睡 5 ～ 6 小时，身体烘热减轻，口苦仍在，足凉，纳可，二便调，舌淡红，苔少，脉弦细。

处方：熟地黄 15g，何首乌 10g，天冬 10g，山药 10g，知母 10g，黄柏 15g，山茱萸 10g，牡丹皮 10g，地骨皮 10g，生龙骨 10g，生牡蛎 15g，五味子 6g，茯苓 10g，生甘草 6g，白芍 10g，当归 10g，炒酸枣仁 15g。7 剂，水煎服，每日 1 剂，分 2 次服。

三诊（2017 年 11 月 12 日）：诉每晚睡 6 ～ 7 小时，寐已得酣，身体烘热消失，口苦减轻，手足已温，仍有脱发，二便调，舌淡，苔少，脉细。

辨证：肝肾阴虚。

治法：滋补肝肾，益气养血生发。

处方：熟地黄 15g，何首乌 10g，天冬 10g，山药 10g，知母 10g，黄柏 15g，山茱萸 10g，牡丹皮 10g，地骨皮 10g，生龙骨 10g，生牡蛎 15g，五味子 6g，茯苓 10g，生甘草 6g，白芍 10g，当归 10g，炒酸枣仁 15g，党参 10g，侧柏叶 10g。14 剂，水煎服，每日 1

剂，分2次服。

病案分析： 本案老年女性高血压患者出现失眠，同时伴有身体阵发烘热，口苦为肝阴虚、虚火上扰所致，以滋补肝阴、泻火安神处方用药。方中熟地黄、知母、黄柏、山药、山茱萸、牡丹皮、茯苓为知柏地黄方加减，肝肾同源，滋补肝肾，泻火安神；何首乌、天冬、五味子配熟地黄养肝血、益肝阴；黄连、秦艽、地骨皮配牡丹皮以清泻肝火；黄连、肉桂为交泰丸来交通心肾安神；生龙骨、生牡蛎配五味子潜肝阳来安神。

二诊，睡眠好转，身体烘热好转，故去秦艽、黄连、肉桂，加用白芍、当归、炒酸枣仁以养心肝之血。

三诊，睡眠已好，诸症已恢复，唯有脱发仍在，在原方基础上加用党参补气，治脱发血虚专药侧柏叶来治疗脱发。

失眠症在西医学又称"失眠障碍"，由多种原因所致，分为原发和继发性，治疗上以心理辅导和药物治疗为主，药物种类繁多，不良反应大，有部分患者需长期或终身服用。

中医学早在《黄帝内经》中就有"不得眠"的记载，《难经》开始称为"不寐"，在《温病条辨·下焦篇》记载："不寐之因甚多，有阴虚不受阳纳者，有阳亢不入阴者，有胆热者，有肝用不足者，有心气虚者，有心液虚者，有跷脉不和者，有痰饮扰心者。"把失眠的病因、病机描述得比较详细。

徐老师认为失眠有虚实之异，实证者少，虚证者多，临床上还有痰热、食积等，兼见虚实夹杂。治疗上要辨清脏腑寒热虚实，治法各不相同。

失眠小结： 六案失眠患者，案一患者胆经虚热，痰热扰神失眠，清热化痰、补虚才能安神；案二患者属于急性失眠，因家事引发，除中药疏肝安神外，必须做心理疏导；案三患者失眠日久，属于慢性失眠，食少无味，以健脾益气为主；案四患者亦属慢性失眠，以滋补肝肾、降火宁心为主；案五患者神经衰弱，用温补肾阳、潜降虚阳之法；案六患者亦属慢性失眠，因肝阴不足，虚热阵发。六案失眠，病机不同，立法处方各有不同。

多 寐

王某，男，72 岁。

初诊（2013 年 6 月 16 日）：诉今年 4 月份以来，进食后即酣声起，呼之能醒；病情发展至今，碗筷未放即入睡。患者体胖，精神恍惚，活动无力，饮食无味，食量减少。舌淡，苔白腻，脉滑无力。

辨证：湿困清阳。

治法：通阳化湿，益气醒神。

处方：党参 10g，半夏 10g，陈皮 10g，苍术 10g，川厚朴 10g，远志 5g，石菖蒲 15g，桂枝 5g，藿香 10g，佩兰 10g，生姜 3 片，生甘草 5g。7 剂，水煎服，每日 1 剂，分 2 次服。

二诊（2013 年 6 月 25 日）：食后已不再入睡，倦怠，懒言，欲睡，饮食欠佳，舌淡，苔白厚，脉滑少数。

处方：党参 10g，半夏 10g，陈皮 10g，苍术 10g，川厚朴 10g，远志 5g，石菖蒲 15g，砂仁 5g，焦麦芽 5g，焦山楂 5g，焦神曲 5g，藿香 10g，佩兰 10g，生姜 3 片，生甘草 5g。20 剂，水煎服，每日 1 剂，分 2 次服。

三诊（2013 年 7 月 18 日）：倦怠恢复，体力有增，睡眠基本恢复正常，舌淡，苔白，脉平。

嘱其避免重体力工作，无需服药。

病案分析：多寐一症，西医学认为病因不清，常与心理因素有关，没有什么行之有效的方案，一般提倡患者多运动，也可以用小剂量精神振奋药来改善患者的生活质量。

中医学在《黄帝内经》中有"好卧""嗜卧""善眠""安卧""多卧"的记载，在《伤寒论》中有"欲寐""多眠睡"之称。《金匮要略》中则称之"欲眠"，近代称之为"多寐"，在病机和治疗上，古代医家积累了丰富的经验。《杂病源流犀烛·不寐多寐源流》中曰："多寐，心脾病也，一由心神昏浊，不能自主，一由心火虚衰，不能生土而健运。"认为应从心脾入手治疗多寐。《类证治裁》中曰："多寐者，阳虚阴盛之病。"认为阳气虚是多寐的主要原因，应以补肾阳为主。《灵枢·海论》中曰："髓海不足，则脑转耳鸣，胫痠眩冒，目无所见，懈怠安卧。"认为是由肾精不足导致多寐，应用补肾精大法治疗。《血证论》中提到："身体沉重，倦怠，嗜卧者，乃脾经有湿。"认为是湿困脾阳，用温阳化湿方法治疗等。历代中医古籍记载众多。

徐老师认为本案病人肥胖，多湿多痰，宜患多寐症，影响生活，脾为中州，喜燥恶湿，脾气不足，化湿无力日久导致湿困清阳，故引起多寐，但像这例重症者少见。方中用党参、苍术、半夏、陈皮健脾燥湿；以藿香、佩兰芳香化湿；用桂枝来通阳；取远志、石菖蒲祛痰升窍。诸药相辅相成以醒神，所以取效甚佳。

第五节　气血津液病证

术后血小板减少

李某，男，73岁。

初诊（2014年12月12日）：患者因前列腺癌入院行微创手术，术后血尿，查血小板低至 $5×10^9/L$，给予输血小板、重组血小板生成素（特比澳）、全血，以及支持疗法等治疗5天，仍尿血不止，欲转 ICU，下病危通知，每日药费万元余，家人焦急万分，特来求诊。患者年老体瘦，身倦困怠，尿红赤，舌红，苔黄，脉数。

辨证：下焦湿热，迫血外溢。

治法：清热利尿，活血止血。

处方：生大黄10g，瞿麦20g，牡丹皮10g，三七10g，萹蓄20g，大蓟20g，小蓟20g，金银花10g，连翘10g，黄柏20g，决明子10g，知母10g，栀子10g，生甘草10g。5剂免煎颗粒，早晚分2次冲服。

二诊（2014年12月17日）：尿常规示潜血（−）、血小板 $78×10^9/L$。入院术前查血小板 $78×10^9/L$，平时查血小板 $78×10^9/L$。

嘱：注意常复查血小板，后又因其他原因来诊，未见血小板异常。

病案分析：血小板计数低于 $100×10^9/L$，称之为血小板减少，因血小板主要起到止血和凝血作用，因此临床上患者会有皮肤、鼻、结膜出血，严重者可有消化道、泌尿生殖系统等内脏器官出血及脑出血。治疗上主要采取对因治疗和支持治疗（包括输血小板、全血和输液等）。

患者因前列腺癌微创手术后出现症状，采用西医学方法，输血小板、输血、输血小板生成素等暂时有效，停则血尿不止。中医治疗血小板减少多以补气养血、活血止血为主，本案方用八正散加减，配用凉血止血、解毒之品。用清热利尿、凉血止血之法，取得速效，实属少见。

原发性血小板减少症

案一

朱某，男，2岁。

初诊（2015年12月12日）： 诉自汗出半年余。曾在医院诊断为原发性血小板减少症及肺炎。用泼尼松、丙种球蛋白治疗肺炎，已痊愈，现仍服用泼尼松10mg，每日2次。自汗，盗汗，大便稍干，小便正常，手足心热。舌质红，苔薄白。

辨证： 气阴两虚。

治法： 补气生血，滋阴止汗。

处方： 黄芪10g，党参6g，炒白术10g，茯苓6g，当归6g，杭白芍6g，川芎3g，熟地黄6g，砂仁2g，炙甘草2g，生姜6g，大枣6g。7剂，颗粒剂，每日1剂，分2次冲服。每日另加屏风生脉胶囊2粒分早晚服。

二诊（2015年12月19日）： 喑哑，手足心热，汗出，纳可，二便正常，血小板20×10^9/L（全身出血点逐渐减少）。舌质红，苔薄白。

辨证： 阴虚内热，迫血外出。

治法： 滋阴，清热，止血。

处方： 生地黄6g，熟地黄6g，黄柏6g，知母6g，杭白芍6g，黄精6g，麦冬10g，牡丹皮6g，山药10g，连翘10g，黄芪10g，浮小麦20g，仙鹤草15g，藕节炭6g，生甘草2g。14剂，颗粒剂，每日1剂，分2次冲服。

三诊（2016年1月13日）： 汗出轻，仍有出血点，舌质红，苔薄白。

处方：生地黄 6g，熟地黄 6g，黄柏 6g，知母 6g，杭白芍 6g，黄精 6g，麦冬 10g，牡丹皮 6g，山药 10g，连翘 10g，黄芪 10g，浮小麦 20g，仙鹤草 15g，藕节炭 6g，生甘草 2g，阿胶 10g。14 剂，颗粒剂，每日 1 剂，分 2 次冲服。

四诊（2016 年 2 月 20 日）：2016 年 1 月 29 日查血小板 40×10^9/L，停用泼尼松。2 月 20 日又复查血小板 29×10^9/L。全身出血点以面部及下肢为主，舌红，苔薄，左手寸脉虚。

辨证：气阴两虚，迫血外出。

治法：益气养血，清热止血。

处方：当归 6g，生地黄 6g，熟地黄 6g，赤芍 6g，紫草 5g，知母 6g，黄柏 6g，淡竹叶 6g，白茅根 6g。7 剂，颗粒剂，每日 1 剂，分 2 次冲服。

五诊（2016 年 3 月 5 日）：查血小板 29×10^9/L，出汗少，用力排便、笑闹、喷嚏时易出现皮下充血，舌红，苔薄。

辨证：气血两虚，热迫血络。

治法：补气养血，清热止血。

处方：黄芪 10g，党参 10g，炒白术 10g，茯苓 10g，当归 6g，杭白芍 6g，熟地黄 6g，生地黄 6g，阿胶 9g，牡丹皮 6g，知母 6g，陈皮 6g，木香 6g，淡竹叶 6g，生甘草 3g。14 剂，颗粒剂，每日 1 剂，分 2 次冲服。

六诊（2016 年 3 月 19 日）：查血小板 29×10^9/L。

继服上方 10 剂。

七诊（2016 年 4 月 2 日）：喷嚏，夜卧不安，尿黄，舌淡红，苔薄白，左手脉寸尺大，余平，血小板 142×10^9/L。

辨证：气血两虚，热迫血络，风邪犯卫。

治法：补气养血，清热止血，祛风透窍。

处方：黄芪 10g，党参 12g，炒白术 10g，茯苓 10g，辛夷 3g，当归 6g，杭白芍 6g，熟地黄 10g，阿胶 9g，牡丹皮 6g，生地黄 6g，知母 3g，五味子 5g，木香 6g，陈皮 6g，淡竹叶 6g，生甘草 3g。14

剂,颗粒剂冲服,每日 1 剂,分 2 次冲服。

八诊(2016 年 4 月 30 日):查血小板 $140×10^9$/L,仍夜卧不安,尿黄,由亲人取药。

九诊(2016 年 5 月 14 日):查血小板 $195×10^9$/L。

效佳,继服上方,改 2 天 1 剂。

十诊(2016 年 5 月 28 日):查血小板 $253×10^9$/L。

继服上方。

2016 年 9 月 2 日查血小板 $341×10^9$/L。

病案分析:本案患者属中医"肌衄"和"自汗"范畴,在治疗肺炎和原发性血小板减少症后,出现自汗为气虚所致,盗汗、手足心热、大便干提示为阴血虚所致,自汗、盗汗同时出现是因肺炎后长期用激素类药,患者病久,气血阴俱虚,拟用四君补气、四物补血,加调理中焦之品,使脾胃健运,脾主运化水谷,化生气血,统摄血液,气血阴液得固,故汗止血运。

二诊,因患者服中药后出现血小板减少,病情波动。主症为手足心热,出汗。辨证为阴虚血热,用知柏地黄滋阴养血、止血。三诊,病情稳定,继服上方,加阿胶。四诊,停用激素。五诊,仍有出血点,换用养血、活血、止血之品。六诊,活动后哭闹,哭后出现紫癜,用四君、四物加上养血、止血、补阴、清热、凉血之品牡丹皮。七诊,卧不安、喷嚏加用祛风收敛止痒之品辛夷、五味子。八诊效佳,继服上方。后血小板恢复为 $341×10^9$/L,病愈。

原发性血小板减少症,西医学又称为原发性血小板减少性紫癜,是一种免疫性的综合征,是比较常见的出血性疾病,目前西医常用激素和免疫抑制剂治疗,临床容易波动。中医学把本病归为血症当中的肌衄,早在《医宗金鉴·杂病心法·失血总括》中述:"九窍出血名大衄,鼻出鼻衄脑如泉;耳目出血,耳目衄,肤出肌衄齿牙宣。"特别注"皮肤出血"为肌衄。肌衄在临床中分很多类型。

按:徐老师认为此案病久,气虚弱,摄纳无力,血不归经,期间改用养血凉血法,病转加重,这是经验不足之处。后以补益气血、摄纳止血之法,得以全效。

案二

梁某，男，4 岁。

初诊（2016 年 12 月 26 日）：诉患原发性血小板减少症 2 年，在某三甲医院治疗效果不佳，求中医治疗。患者神佳，颈背多出血点，色红，夜卧不安，饮食正常，喜凉饮，自汗盗汗，舌红，苔薄少，脉细弦。

辨证：阴虚血热。

治法：滋阴凉血，敛汗止血。

处方：当归 20g，牡丹皮 10g，赤芍 10g，生地黄 10g，墨旱莲 15g，女贞子 15g，知母 10g，熟地黄 10g，阿胶 15g（烊化），党参 10g，砂仁 5g，茯苓 10g，山药 15g，白扁豆 10g，浮小麦 15g，麻黄根 10g，仙鹤草 15g，生甘草 5g。14 剂，水煎服，每日 1 剂，分 2 次服。

二诊（2017 年 1 月 10 日）：颈背出血点减少，查血小板 41×10^9/L，舌红，苔薄少，脉细弦。

继服上方，14 剂，水煎服，每日 1 剂，分 2 次服。

三诊（2017 年 1 月 25 日）：汗出减少，颈背出血点色暗，血小板 65×10^9/L，舌淡，苔薄少，脉细弦。

继服上方，14 剂，水煎服，每日 1 剂，分 2 次服。

四诊（2017 年 2 月 21 日）：查血小板 102×10^9/L。

继服上方，30 剂，水煎服，每日 1 剂，分 2 次服。

五诊（2017 年 4 月 28 日）：查血小板 168×10^9/L。

继服上方，30 剂，水煎服，每日 1 剂，分 2 次服。

病案分析：西医学认为此病为免疫性出血疾病，在血液循环中存在血小板抗体，使血小板损伤过多，可引起紫癜等出血性疾病。用激素和免疫抑制剂进行治疗。有些病人需长期甚至终身用药。

原发性血小板减少疾病，中医学认为属血证，患者多以气血虚弱、阴虚血热证型为多，也有不少患者兼有血瘀。我们以凉血止血、清热滋阴、健脾益气，加上少许专用止血化瘀之品治疗多例，疗效甚佳。

此案患者初诊时颈背出血点色红、喜凉饮、盗汗、舌红为阴虚血热所致，自汗、脉细为气虚所现，用四物汤、二至丸来凉血止血、健脾益气；参苓白术散加减来补气摄血；加入浮小麦、麻黄根来敛汗；加用仙鹤草、阿胶益气养阴止血之品来治多发性出血点。

全方既能益气养阴固本，又能凉血止血敛汗来治标，标本兼顾，效显。连续七诊效不更方，服药不到半年，病告痊愈。临床我们用此方法治属阴虚血热证的血小板减少病多例，均获满意效果。

第六节 疼痛病证

类风湿性关节炎

李某，男，4岁。

初诊（2019年1月26日）：诉被某省级医院诊为类风湿，用泼尼松治疗半年，现每日服用10mg泼尼松，四肢关节不痛，查红细胞沉降率32mm/h。自汗，手足心热，烦躁，纳差，腹痛，大小便正常，舌红，苔白，脉滑弦。

辨证：气阴两虚，痹证。

治法：补气益阴，健脾和血，除痹。

处方：黄芪10g，炒白术10g，浮小麦10g，杭白芍10g，牡丹皮10g，栀子6g，生地黄6g，黄柏6g，知母6g，茯苓10g，秦艽6g，木香6g，生甘草3g。15剂，水煎服，每日1剂，分2次服。

二诊（2019年2月12日）：纳差，仍出汗，手心热，烦躁，便干，舌苔黄厚，脉滑。

辨证：气阴两虚。

治法：健脾益气，养阴凉血，除痹。

处方：黄芪10g，浮小麦10g，白术10g，杭白芍10g，牡丹皮10g，生地黄6g，秦艽6g，黄柏6g，茯苓10g，焦麦芽10g，焦山楂10g，焦神曲10g，土茯苓10g，泽泻6g，木香6g，生甘草3g。20剂，水煎服，每日1剂，分2次服。

三诊（2019年3月3日）：纳差，汗出减轻，手足心热，舌苔白厚，脉滑。

辨证：气阴两虚，湿热互结。

治法：健脾益气养阴，理气清热利湿，除痹。

处方：黄柏10g，苍术10g，焦麦芽10g，焦山楂10g，焦神曲10g，土茯苓10g，砂仁6g，木香6g，浮小麦15g，生白术15g，黄芪 10g，牡丹皮 6g，栀子 6g，枳壳 6g，秦艽 6g，牛膝 6g，生甘草 3g。20 剂，水煎服，每日 1 剂，分 2 次服。

四诊（2019 年 3 月 23 日）：患者原住潮湿地下室，春节前搬入新家，纳食好转，手足心热减轻，烦躁好转，红细胞沉降率 10mm/h。

处方：黄柏 10g，苍术 10g，焦麦芽 10g，焦山楂 10g，焦神曲 10g，土茯苓 10g，砂仁 6g，木香 6g，浮小麦 15g，生白术 15g，黄芪 10g，牡丹皮 6g，栀子 6g，枳壳 6g，秦艽 6g，牛膝 6g，生甘草 3g。20 剂，水煎服，每日 1 剂，分 2 次服，以巩固疗效。

五诊（2019 年 4 月 13 日）：又有汗出，纳差，喜凉饮，夜卧不安，舌苔薄黄，脉滑，右寸虚。

辨证：脾失健通，湿热互结。

治法：健脾益气，消食，清热利湿，除痹。

处方：苍术 10g，土茯苓 10g，半夏 6g，陈皮 10g，砂仁 3g，木香 6g，焦麦芽 10g，焦山楂 10g，焦神曲 10g，黄芪 15g，浮小麦 15g，牛膝 6g，秦艽 6g，牡丹皮 6g，知母 6g，山药 15g，白扁豆 15g，生薏苡仁 20g，生甘草 3g。20 剂，水煎服，每日 1 剂，分 2 次服。

病案分析：西医学认为类风湿性关节炎是一种自身免疫疾病，以侵蚀性关节炎为主要表现。治疗上主要以抗风湿药物和抗炎药物联合应用。激素药治疗病程长，不良反应大，愈后不太理想，部分患者留有肢体关节和其他器官后遗症。

中医学早在《黄帝内经》中就有关于痹证的论述，《金匮要略》中的历节风所记载症状就与类风湿关节炎比较相似。《症因脉治·痹症论》将其详细分为通痹、行痹、湿痹、着痹、热痹等。

徐老师认为，痹证分为外因和内因，外因不外乎风寒湿热，内因则与肝肾亏损、气血虚弱及痰浊、瘀阻等有关。根据患者临床症状，不难鉴别，且治疗效果良好。

本案患者自汗、手足心热、烦躁为气阴两伤所致，病久脾失健通，气血不足则纳差、腹痛，给予补肺脾之气、益肝肾之阴佐以清热利湿除痹之法而获良效。另外，本患者居湿地，罹患类风湿，虽经激素治疗后四肢不疼，但血沉不降，中药以补肺益卫、滋补肝肾为主，健脾兼清湿热，虚实兼顾，标本同治，血沉反降，以达正常。

腰椎间盘突出

案一

杨某，女，60岁。

初诊（2015年11月30日）：诉腰痛腿痛难忍，活动受限，走路需要家人搀扶，腰部凉，两膝走窜疼痛，口苦，纳可，二便正常。舌苔薄黄，脉右寸大，余沉弦。CT示腰椎3～5椎间盘突出、椎管受压。

辨证：寒湿瘀阻。

治法：温阳除湿，散寒祛瘀。

处方：独活30g，桑寄生30g，续断15g，牛膝15g，当归10g，党参10g，细辛3g，熟附子10g，川芎10g，黄连6g，炒白术15g，秦艽10g，白芷10g，陈皮10g，豨莶草10g，木通6g，生甘草3g。7剂，水煎服，每日1剂，分2次服。

二诊（2015年12月10日）：腰痛减轻，能自行前来就诊，仍腰腿凉，睡眠差，无口苦，舌淡，脉沉迟。

辨证：肾阳虚衰，寒湿瘀阻。

治法：壮腰健肾，温阳散寒。

处方：熟地黄30g，熟附子10g，桂枝10g，牛膝15g，桑寄生15g，杜仲30g，当归10g，川芎20g，丹参10g，独活30g，巴戟天10g，锁阳10g，生甘草3g，茯苓15g，生龙骨15g，生牡蛎15g。7剂，水煎服，每日1剂，分2次服。

嘱忌食生冷，弯腰抬腿动作要缓慢，不宜持重，腰部可使用暖腰袋，可口服壮腰健肾丸。

病案分析： 腰椎间盘突出在西医学主要采取手术治疗和保守治疗，特别提示，患者椎间盘突出严重，压迫脊髓和神经根，出现间接性跛行和足下垂时必须手术。中医学有针灸、推拿、膏药等外治方法。

本案患者诊为腰椎间盘突出，中医学认为是风寒湿瘀阻经络，用独活寄生汤加减，即腰痛明显减轻。二诊时腰腿凉，考虑患者年事已高，常年劳累，肾气已衰，阳气不足。腰者肾之府，给予补肾扶阳之品。半年后再来复诊时高兴地说，自服药后再无腰痛，足也不凉。证明治疗腰痛，首先以祛邪为主，邪祛正安，补肾强腰是根基。

案二

杨某，女，60岁。

初诊（2015 年 11 月 30 日）： 诉腰痛 1 个月余，腰痛连及双下肢至膝，双下肢凉，行走困难，需要有人搀扶。腰痛，活动受限，间接性坡行，不能弯腰，口苦，纳可。舌淡，苔薄黄，脉寸虚，余沉弦。

辨证： 肾虚血瘀，寒凝经脉。

治法： 壮腰健肾，温阳通络。

处方： 独活 10g，桑寄生 10g，续断 10g，牛膝 20g，当归 10g，党参 10g，细辛 3g，熟附子 12g，川芎 20g，黄连 10g，炒白术 10g，秦艽 10g，白芷 10g，木通 6g，豨莶草 10g，生甘草 5g。7 剂，颗粒剂，每日 1 剂，分 2 次冲服。

二诊（2015 年 12 月 10 日）： 腰痛明显减轻，能自行行走，睡眠差。

处方： 熟地黄 20g，熟附子 15g，桂枝 15g，牛膝 20g，续断 15g，桑寄生 10g，杜仲 10g，茯苓 10g，当归 10g，独活 10g，细辛 3g，川芎 10g，巴戟天 10g，锁阳 10g，生龙骨 10g，生牡蛎 10g，丹

参 10g，生甘草 5g。7 剂，颗粒剂，每日 1 剂，分 2 次冲服。

按：本案患者腰痛伴凉，为肾阳虚；出现走窜痛为风邪所致，风邪善行而数变故也；风邪加湿侵犯下焦，故缠绵难愈。用独活寄生汤加减为主来补肝肾、强筋骨、祛风湿；因阳虚重，故加巴戟天、锁阳、熟附子等温阳，为辅；疼痛较久，加丹参等活血化瘀通络之品，为佐。

案三

尹某，女，62 岁。

初诊（2015 年 11 月 1 日）：述腰酸痛半年，阴雨天加重，在医院做 CT 显示椎间盘突出，曾推拿、针灸、口服止痛药，不能缓解。腰酸痛、沉重，怕冷，苔白厚，脉沉缓。

辨证：脾肾两虚，寒湿下注。

治法：健脾补肾，温阳除湿。

处方：党参 15g，当归 15g，独活 10g，牛膝 30g，桑寄生 15g，续断 15g，生薏苡仁 30g，萆薢 15g，白附子 10g，桂枝 15g，熟附子 10g，川芎 15g，花椒 15g，细辛 5g，泽泻 10g，木通 10g，茯苓 15g，生甘草 5g。7 剂，水煎服，每日 1 剂，分 2 次服。

二诊（2015 年 11 月 10 日）：腰痛减轻，活动可。

效不更方，继服原方 7 剂。

病案分析：腰酸、脉缓为脾肾两虚所致，用独活寄生之意来补肾；怕冷、沉重、苔白厚为阳虚寒湿下注所致，用桂附、细辛、花椒来温阳散寒；用薏苡仁、萆薢、泽泻、木通、茯苓来健脾利湿。全方一补一利，灵活辨治，所以收效甚佳。

腰痛症在西医学认为包括：腰椎间盘突出、腰肌劳损、下腰损伤等疾病，当然一些全身性疾病也可以出现腰痛（如妇科疾病），在这我们不做论述。

中医腰痛病名最早在《黄帝内经》中称为"折腰"，又根据临床症状表现，分为"腰痛不可俯仰""腰痛不可以转摇"。《诸病源候论》将腰痛按病程分为"卒腰痛"（急性腰痛）和"久腰痛"（慢性腰痛）。然腰痛一症新病多实证，久病多虚症。患者因感受风寒湿邪或损伤所致腰痛，经久未愈多兼肾虚，反之肾气不足也易感受风寒湿邪，或易受闪扭损伤。腰痛"悠悠戚戚，屡发不已"是肾虚腰痛的主要表现。《景岳全书》中有"腰痛之虚症，十居八九""其有实邪而为腰痛者，亦不过十中之二三耳"的论述，腰痛者仅肾阳虚损者居多，阳气虚，则风寒湿邪乘虚客于经脉，气血必为之阻滞，故久病腰痛者也常兼气血瘀滞，所以温补肾阳、行气活血为治疗腰痛一症之大法。《沈氏尊生书》中也提到："诸般腰痛，其源皆属肾虚，若有外邪，须除其邪，如无，一于补肾而已。"并提出腰痛用"补肾汤"加减治疗。

按：腰椎间盘突出临床比较多见，我们在临床上治疗此病多以补肝肾、强腰膝、行气活血止痛的独活寄生汤加减，收效甚佳。如以上两案以独活寄生汤为主，补肝肾、强筋骨、祛风湿，每用之有效。阳虚重者加巴戟天、锁阳、熟附子等；寒湿重者加花椒、草薢、生薏苡仁、白附子等；疼痛重者加丹参、伸筋草、虎杖之类。本方对风湿性关节炎、类风湿、腰肌劳损等疾病中属肝肾两亏者均可应用。

第二章

妇科疾病

痛　经

案一

杨某，女，18岁。

初诊（2018年8月15日）：诉有痛经史2年余。初次痛经因经期饮食过凉引起，后每次痛经均口服止痛药。伴有月经周期提前，月经量少色淡，多梦，乏力。经后1周因恐惧痛经来诊，舌淡，苔薄，脉弱。

辨证：气血虚弱。

治法：补气养血，安神宁心。

处方：黄芪30g，党参10g，云茯苓15g，炒白术15g，当归10g，杭白芍10g，生地黄10g，牡丹皮10g，炒酸枣仁20g，远志10g，木香10g，炙甘草10g。10剂，水煎服，每日1剂，分2次服。

二诊（2018年8月26日）：昨日月经来潮，疼痛明显减轻，用热水袋暖腹即可缓解，多梦消失。舌淡，苔薄，脉细弦。

处方：党参15g，黄芪15g，云茯苓10g，炒白术10g，益母草15g，当归10g，杭白芍30g，桂枝15g，熟地黄10g，川芎5g，香附10g，生甘草5g。3剂，水煎服，每日1剂，分2次服。月经干净后服当归养血口服液，每日2次，每次1支。

当归养血口服液组成：阿胶、黄芪、地黄、白芍、当归、白术、茯苓、杜仲、牡丹皮、香附。可补血养血，用于血虚所致的疲乏无力，头晕眼花，面色苍白。

病案分析：痛经是妇科最常见的疾病，分为原发性和继发性。原发性痛经又称功能性痛经，不伴有生殖器官器质性病变，占痛经的90%以上，常见于年轻未产女性。继发性痛经由盆腔器质性疾病引起，如盆腔炎症或术后后遗症等，多见于育龄期女性。本案患者为原发性痛经。

本案患者在经期过于贪凉，以至于内伤于寒。寒性收引凝滞，不通则痛，故引起痛经。中医学认为痛经多见寒凝子宫、气滞血瘀、湿热蕴结等症，虚寒者少见，多因劳倦、失血或多产引起气血亏虚、冲任失养。该患者正在读高中，身心俱疲、精神紧张，日久则心脾具虚；兼有内伤于寒，故经血渐少，无力流通，宫中寒滞，故为痛经；兼见多梦、乏力等症。治宜补气养血、安神宁心。方用八珍汤合归脾汤加减。二诊时失眠症状消失，正值经期，疼痛程度降低，治宜补气养血调经。方用八珍汤加味。益母草活血调经，为妇科要药；桂枝温里散寒、温通经脉；香附理气调经止痛。非经期口服当归养血口服液以补血养血。

案二

秦某，女，19岁。

初诊（2019年10月24日）：诉痛经5年，每次行经，小腹疼痛难忍，服止痛药可缓解。现欲行经，恐痛，求于余。舌脉如常。经问诊得知，其经前怕风冷，行经伴腰酸。

处方：紫石英20g，川楝子10g，小茴香10g，当归10g，赤芍10g，肉桂10g，桂枝15g，益母草20g，川断10g，桑寄生10g，川牛膝15g，杭白芍20g，郁金10g，川芎6g，生甘草3g。6剂，颗粒剂，每日1剂，分2次冲服。

2019年11月20日其母代述：经行2天，量较前增多，腹痛，但不用服止痛药。

上方加黄芪20g。6剂，颗粒剂，每日1剂，分2次冲服。

病案分析：痛经多发于青壮年女性。痛时大汗淋漓，嚎啕大哭，如丧考妣，甚则休克。西医主要通过给予控制排卵、控制平滑肌收缩的药物进行治疗。中医学临床常见寒凝胞中、气滞血瘀、肝胃虚损等证；治疗以温经散寒、活血理气、补肾养肝、充养冲任等，达到"通则不痛"的目的。但预防痛经发作的文献报道较少。徐老师认为，预防痛经首先应解除其恐惧，平素保持心情舒畅；其次，经前忌生冷饮食，适当服用补肝调肝、暖宫行气活血之品。本案采取当归、杭白芍、川断、桑寄生养肝，紫石英、茴香、肉桂暖肝，郁金疏肝，川楝子泻肝，川芎行气，桂枝、益母草活血通经，甘草调和诸药，起到预防痛经的作用。另外平素可用针灸疗法，取关元、三阴交、肾俞、蠡沟等穴位。

月经过少

彭某，女，33 岁。

初诊（2015 年 10 月 18 日）：诉月经量少 4 个月。每次月经期 3 天，第 1 天月经量少，用 1 片卫生巾即可；第 2 天稍多；第 3 天量少，几乎可不用卫生巾。经色淡、无块，伴乏力欲睡，少气，手足凉，腰酸，大便每天 2～3 次。现为经后 3 天。舌淡红，苔白，脉沉。

辨证：脾肾阳虚，气血不调。

治法：温补脾肾，调理气血。

处方：阿胶 15g（烊化），当归 15g，杭白芍 15g，熟地黄 15g，山药 15g，山茱萸 10g，熟附子 6g，仙茅 10g，淫羊藿 10g，补骨脂 15g，炒白术 15g，陈皮 10g，香附 10g，生甘草 6g。15 剂，水煎服，每日 1 剂，分 2 次服。

按：寇宗奭谓"补虚须用附子"。本案方中附子大热，配调经圣药之当归，用于治疗血虚有寒引起的月经不调，力专效宏，配以阿胶、熟地黄滋阴养血，加二仙汤温补肾阳，其效更著。

月经过多（排卵型月经失调）

李某，女，34 岁。

初诊（2015 年 7 月 24 日）：诉月经量多 3 个月，伴有往来寒热，胃胀，纳可，自汗乏力，腰痛，足凉，烦躁。舌淡，苔薄白，脉沉细。

辨证：肾阳不足，气血虚弱。

治法：温阳益肾，补益气血。

处方：柴胡 10g，浮小麦 30g，生龙骨 15g，生牡蛎 15g，肉苁蓉 10g，桂枝 10g，杭白芍 10g，党参 10g，淡豆豉 15g，山楂 10g，杜仲 15g，山药 30g，山茱萸 15g，砂仁 5g，木香 10g，香附 6g，云茯苓 15g，炙甘草 5g，生姜 10g。5 剂，水煎服，每日 1 剂，分 2 次服。

病案分析：月经过多，临床多见气虚、血热和血瘀证。但本案患者经多，伴体有往来寒热、腰痛足凉、脉沉细弦，实则肾阳不足伴气血虚弱。以温阳益肾、补益气血为正治。其往来寒热实际是阵作寒、阵作热、汗出。合以《伤寒论》中桂枝汤"啬啬恶寒，淅淅恶风，翕翕发热"，虚证也。本案方用右归丸合桂枝汤，5 剂而愈。

月经后期

案一

何某，女，42 岁。

初诊（2015 年 12 月 21 日）：诉经期已过 20 天未来。伴腰凉乏力，多梦，胃胀嗳气，口苦，脱发，白发。患者面色萎黄无华，舌暗红，苔薄，脉寸大。追问月经史，经期 2～3 日，经量趋于逐渐减少之势。

辨证：脾肾阳虚，气血不调。

治法：温补脾肾，调理气血。

处方：黄芪 30g，当归 20g，肉桂 10g，牡丹皮 10g，赤芍 10g，熟地黄 10g，红花 10g，木香 10g，香附 6g，郁金 10g，川断 10g，桑寄生 10g，杜仲 10g，云茯苓 20g，生甘草 3g。30 剂，颗粒剂，每日 1 剂，分 2 次冲服。另加艾附暖宫丸，按说明口服。

2016 年 1 月 16 日来电诉：3 天前月经已行，量不多，无腹痛。嘱经后继服上方。

二诊（2016年2月20日）： 月经未行1个月余。春节期间作息正常，伴多梦、腰凉、下腹部下坠。

处方： 党参20g，当归20g，杭白芍20g，云茯苓20g，炒白术10g，杜仲10g，川断20g，熟地黄10g，红花10g，桃仁10g，益母草30g，桂枝20g，牛膝20g，乌药10g，生甘草3g。3剂，颗粒剂，每日1剂，分2次冲服。加阿胶15～30g，继续服用，有欲来经之感。经血欲行，则顺势而为。

2月24日来电诉：月经已行。嘱服2015年12月21日方加阿胶15g，鹿角胶20g。

病案分析： 李时珍云："妇人，阴类也，以血为主，其血上应太阴，下应海潮，月有盈亏，潮有朝夕，月事一月一行，与之相符。"妇人以血为主，天癸至，肾气盛，月经行。若经行未净感受外邪或内伤生冷，七情郁结，或房劳过甚，或手术外伤都可形成月经紊乱、停经等。《素问·上古天真论》曰："女子五七，阳明脉衰，面始焦，发始堕。六七，三阳脉衰于上，面皆焦，发始白。"本案患者年龄为"六七"，阳气已衰，脾肾不足。胃气虚则胃胀呃气，肾阳不足则腰凉足冷，精血虚则经少。给予艾附暖宫丸激发子宫活力，给当归、熟地黄、赤芍、牡丹皮、红花养血活血；重用黄芪益气，取气为血之帅之意；杜仲、川断、桑寄生、肉桂补肾壮阳，强筋骨；木香、香附、郁金行气活血，调理气机；茯苓助脾安神；全方共奏温补脾肾、调理气血之效。活血行经后加血肉有情之品鹿角胶、阿胶补益精血、充养冲任，以求培基固本。二诊，月经虽迟，但有欲来之势，顺势而为，即可取效。

案二

冯某，女，32岁。

初诊（2005年8月18日）： 诉月经周期45～60天，经期3天，量少，色淡，半年以来经行腹痛，腰痛，心烦多梦，足冷，纳可，二便正常。现在经期中。舌淡红，苔薄，脉沉细。

辨证：肾精亏虚。

治法：补肾填精。

处方：益母草30g，桂枝15g，当归10g，川芎10g，熟地黄10g，杭白芍10g，牛膝15g，生龙骨15g，生牡蛎15g，云茯苓15g，香附10g，紫石英30g，生甘草5g。3剂，水煎服，每日1剂，分2次服。

二诊（2005年8月25日）：药后经量稍多，经期5天。现自觉腰腹疼痛明显减轻，仍多梦，腰酸。舌脉同前。

处方：熟地黄30g，山药15g，山茱萸10g，生龙骨15g，生牡蛎15g，五味子10g，鹿角胶15g（烊化），桂枝5g，仙茅10g，淫羊藿10g，阿胶15g（烊化），紫石英60g，生甘草5g，陈皮5g。7剂，水煎服，每日1剂，分2次服。加口服右归丸合乌鸡白凤丸。

二诊（2005年9月20日）：患者觉腹痛、腰痛，有经欲来之状。伴心烦、多梦。舌脉同前。

继服8月18日方3剂。1日后月经行之。

病案分析：患者年方四八，本应肾气充盛，天癸按时以来，月事正常。但此患者却肾精亏虚、精血不足，每致月经衍后、经少腰痛。给予二胶、二仙血肉之品，添精壮阳，培其根本，使经血充足。方中重用紫石英温肾暖宫、助其培本，另外紫石英有镇心安神、治烦躁多梦之效，对本案尤为合适。现代研究证明，紫石英有兴奋中枢神经，促进卵巢分泌的作用。

月经不定期

常某，女，34岁。

初诊（2015年8月30日）：诉月经周期不定近2年，20～45天1行，经期正常，月经淋漓不断，经量逐渐减少，无明显腹痛，血块不多，伴有食后腹泻、小腹凉。为月经先后无定期（排卵型功能失调性子宫出血、高泌乳素血症、高雄性激素血症等）。舌淡红，脉细。

辨证：脾气虚弱，脾阳不升。

治法：温补脾阳。

处方：黄芪20g，党参10g，柴胡10g，炒白术20g，陈皮10g，桂枝10g，干姜10g，乌药10g，小茴香10g，杭白芍10g，升麻10g，肉豆蔻10g，炙甘草10g。5剂，颗粒剂，每日1剂，分2次冲服。另加艾附暖宫丸，口服，1次6克，每日2次；加乌鸡白凤丸，口服，1次1丸，每日2次。

病案分析：月经先后无定期一般与内分泌系统功能异常有关。西医多用激素治疗，中医则辨证论治。该案例除主证外尚伴月经淋漓不断、食后腹泻、小腹凉等症。古人云："血漏不摄，气不摄血。"辨证为脾气不足、阳不得升，首当补脾温阳、升其气血。方用补中益气汤加味。方中并无止血药，而血自止！另加艾附暖宫丸使宫寒除、血收敛、淋漓不发；乌鸡白凤丸补益气血、调经止带，为之巩固。

按：月经行4～5天即服2015年8月30日方3～5剂，月经干净。其后服用艾附暖宫丸合乌鸡白凤丸3个月，身体强壮，月经开始正常。证明上方对"宫寒"、气血虚弱的月经不调疗效确凿。余每遇此类病患即嘱其服用，每获成功。

闭 经

案一

王某，女，20岁。

初诊（2015年8月5日）：患者久居济南，1年前考入外省大学。课业压力较重，思念家人。现停经3个月，大便稍干，余无不适。苔薄，脉细。

辨证：气血虚弱。

治法：补气健脾，养血调经。

处方：黄芪 30g，党参 15g，当归 10g，杭白芍 15g，熟地黄 10g，川芎 10g，桂枝 15g，云茯苓 10g，生白术 10g，阿胶 15g（烊化），木香 10g，炙甘草 10g。14 剂，水煎服，每日 1 剂，分 2 次服。

二诊（2015 年 8 月 26 日）：服药过程中月经来潮，因要返校，求做药丸巩固之。

处方：当归 20g，熟地黄 15g，云茯苓 30g，生白术 15g，桂枝 10g，香附 10g，鹿角胶 15g，生甘草 10g。做水丸，每服 20 丸，饭后服，每日 3 次。

病案分析：闭经首见于《黄帝内经》，称"女子不月"或"月事不来"。闭经的病因病机复杂，《素问·阴阳别论》曰："二阳之病发心脾，有不得隐曲，女子不月。"指出无论心、脾、情志异常，单一或联合为患，均可致闭经。《黄帝内经》的论述既是对闭经病因病机最早认识，也对当前中医临床具有指导意义。此女自幼未曾离家，初入异地，生活环境发生改变，思念家人。加之功课压力大，心情不畅，日积月累，损伤心脾，气血不足致经水不利。寇宗奭曰："夫人之生，以气血为本。人之病，未有不先伤其气血者。若室女童男，积想在心，思虑过度，多致劳损……女子则月水先闭。"脾为后天之本、气血生化之源，治宜补气健脾、养血调经，以十全大补汤为主方。方中四物汤具有补血养血之功，是补血的常用方剂，也是调经的基本方剂；四君子汤具有补气健脾养胃之效，是补气的基本方剂，也是治疗脾胃气虚的常用方剂；二者合而为八珍汤，补气养血；重用黄芪，增强本方健脾益气的功效。此患者并无明显寒热偏颇，仅有大便略干，故改人参为党参、肉桂为桂枝。增加血肉有情之品阿胶加强补血功效，增加芳香醒脾开胃之木香可消除滋补药物的壅滞碍胃之弊。

今患者返乡，心情舒畅，药后经来。后以丸药巩固疗效。随访 1 年，月经正常。

案二

井某，女，21岁。

初诊（2013年8月12日）：诉月经半年未行。经中西医治疗多月无效，遂来就诊。患者13岁月经来潮，月经周期不定、量少。白带稍多，身无不适，舌脉正常。

辨证：气血不足，肾精亏乏，冲任不通。

治法：益气补血，滋补肾精，调理冲任。

处方：人参15g，黄芪15g，当归10g，阿胶30g，鹿角胶30g，鹿鞭30g，熟地黄45g，杭白芍15g，补骨脂15g，肉桂5g，云茯苓30g，怀牛膝15g，黄连5g，山茱萸10g，海螵蛸15g，山药10g，熟附子10g，炙甘草15g。5剂，做水丸。服水丸2月余，月经来潮。

病案分析：《素问·上古天真论》中云："女子……二七而天癸至，任脉通，太冲脉盛，月事以时下……三七肾气平均，故真牙生而长极。"该患者13岁月经始来，但月经周期不定，伴有经量少。近半年月经未行，身无不适。三七芳龄本应气血旺盛，月事正常，问其有无情志抑郁等因素，考虑良久，当以气血不足，肾精亏乏，冲任不通为是。

方中人参、黄芪、当归、熟地黄、杭白芍、云茯苓、肉桂益气养血（十全大补汤）；熟地黄、鹿角胶、阿胶、鹿鞭、山茱萸、山药、牛膝滋阴补肾、填精益髓，调理冲任（左归丸）；《景岳全书》云："善补阴者，必于阳中求阴，则阴得阳升，而泉源不竭。"方中熟附子、肉桂温补肾阳（肾气丸），海螵蛸固精止带，黄连燥湿清热，既配合海螵蛸治疗白带量多，又防附子、肉桂、鹿鞭等药性过热。

患者曾在外服药多剂无果，今再补之通之未必能够速效，故处以上方为丸，每服10丸，早晚2次。2个月后，月事正常，说明缓者补之，欲速则不达。

漏下（无排卵型功能失调性子宫出血）

案一

陈某，女，24岁。

初诊（2015年7月18日）： 诉月经淋漓不断半月余。经血呈褐色，量少，伴有小腹下坠感，月经周期正常，腰酸，多梦。舌质淡，苔薄，脉细。

辨证： 中气下陷，肝肾不足，冲任不固。

治法： 补中益气，滋补肝肾，固冲止血。

处方： 益母草30g，女贞子10g，墨旱莲10g，黄芪20g，当归10g，白术15g，黄芩10g，山茱萸15g，熟地黄15g，杜仲15g，升麻6g，柴胡3g，棕榈炭30g，炒酸枣仁20g，生甘草3g。3剂，颗粒剂，每日1剂，分2次冲服。

二诊（2015年7月25日）： 服药3剂后血停。现腰酸乏力，睡眠不安，口干少饮。舌淡红，苔薄，脉细。

上方去益母草、棕榈炭调经止血药，以资巩固。

病案分析： 漏下是指经血超过半月仍淋漓不尽，不能自止。漏下首见于《金匮要略·妇人杂病脉症并治》中的记载"妇人有漏下者"，在《诸病源候论·妇人杂病候》中首次对漏下进行了描述："非时而下，淋漓不断谓之漏下。"漏下与崩中常相互转化，故常称崩漏。《校注妇人良方》中"妇人月水不断……"其认识为："妇人月水不断，淋漓腹痛，或因劳损气血而伤冲任，或因经行而合阴阳，以致外邪客于胞内，滞于血海故也。但调养元气，而病邪自愈，若攻其邪，则元气反伤矣。"《女科证治准绳》云："妇人月水不断，淋沥无时，或因劳损气血而伤冲任，或因经行而合阴阳，皆令气虚不能摄血。"患者脾气虚弱、元气下陷、气不摄血、冲任不固导致月经淋漓不断半月，并伴有小腹下坠感。肝肾不足导致月经量少，经色呈褐色，腰酸，多梦。舌淡、脉细为气血虚弱之象。治疗以举元煎合二至丸补中益气、滋补肝肾、调摄冲任；熟地黄和山茱萸增强补益肝肾的作用；益母草活血调经，为妇科经产要药；杜仲补肝肾、强筋骨、固冲任，为治疗腰痛的要药；炒酸枣仁养心肝阴血而安神，治疗其多梦；棕榈炭收敛止血，按照急则治其标的原则，达到"塞流"之目的。

初诊以举元煎为调经止血药，二诊时上方去掉调经止血药，以资巩固。本案先以举元煎合二至丸加调经止血药以达到血止的目的；后益气补肾，使冲任得安。

案二

王某，女，47岁。

初诊（2015年11月1日）： 诉慢性胃炎10年。现月经淋漓10余天，后头有木麻感，睡眠差，腿酸沉，小腹胀，食则脘胀，便秘。舌淡白，苔薄黄，脉细弦。

辨证： 脾虚气滞。

治法： 健脾益气，行气止血。

处方： 当归10g，赤芍10g，杭白芍10g，乌药10g，党参10g，木香10g，香附6g，砂仁6g，草决明10g，合欢皮10g，黄芪15g，益母草15g，云茯苓15g，杜仲15g，火麻仁10g，生地黄10g，生甘草3g。12剂，颗粒剂，每日1剂，分2次冲服。

二诊（2015年11月14日）： 服上方6剂后，经血止。继续服用6剂。现头晕乏力，手麻，脸、足浮肿，胃胀，尿热，睡眠尚可。舌淡，苔薄，脉沉，两关弦。

处方： 党参15g，当归10g，云茯苓30g，泽泻10g，木香10g，半夏10g，陈皮10g，桂枝5g，猪苓10g，生白术15g，天麻10g，合欢皮15g，生甘草5g。12剂，水煎服，每日1剂，分2次服。

三诊（2015年12月25日）： 月经来潮1日。胃纳尚可，腰酸乏力。舌淡，苔薄，脉弦细。

处方： 党参15g，云茯苓10g，木香10g，香附10g，当归10g，杭白芍 15g，生白术 15g，杜仲 10g，砂仁 5g，山药 15g，怀牛膝 10g，益母草 30g，桂枝 10g，生甘草 5g。5 剂，水煎服，每日 1 剂，分 2 次服。

四诊（2015 年 12 月 30 日）：今日经行停止，余无不适。

上方去益母草、桂枝、牛膝，继服 7 剂，以资巩固；并嘱患者常服归脾丸。

病案分析：本案漏下证因患者素有胃疾，出现脾气不足、运化失职终致气血不足。气虚则气的固摄、推动等气化作用下降，出现月经淋漓不止等症状；血虚则血的濡养、化神等功能下降，出现麻木、眠差等症状。因此，健脾益气是本案辨证论治的关键。初诊以党参、黄芪、云茯苓健脾益气；木香、香附、砂仁行气化湿；当归、杭白芍、生地黄等养血滋阴，其他药物对症治疗。患者经后气血亏乏更甚，故出现头晕乏力、手麻足肿等症。以香砂六君子汤加味达到健脾益气、行气养血之功。最后以归脾丸益气补血、健脾养心，巩固疗效，防止复发。

漏下证在出血期有虚实之分，但临证以虚为主。多因脾气不足、不能固摄，或因肾气不固，或因脾肾双亏兼有肝不疏泄、气血紊乱。本案两证均以脾虚证为主，佐证了"脾为气血生化之源"的理论。

月经淋漓不断，属崩漏病之漏证。本案患者因素有胃疾，食后脘胀，是脾运失职致气血不足，健脾益气是关键。经后气血亏乏源于食后脘胀、脾气不足、运化失职，故头晕乏力、手麻足肿。

崩漏（功能失调性子宫出血）

案一

杨某，女，42 岁。

初诊（2016 年 7 月 12 日）：诉近 1 年多来月经不调。月经周期提前或拖后，月经有时淋漓不断十余天，量多。纳谷、二便正常。

末次月经为 2016 年 6 月 30 日，至今未停。月经量多、色淡红、无块。纳谷不馨，食后脘闷，头晕乏力，倦怠神疲，气短懒言，多梦，腰酸腿软，有贫血貌。舌色淡黄，舌质淡，舌边齿痕，苔薄质润，脉沉细无力。血常规示血红蛋白 100g/L、白细胞数 3.9×10⁹/L。

辨证：脾气虚。

治法：益气健脾，固摄止血。

处方：黄芪 30g，党参 15g，当归 10g，阿胶 15g（烊化），远志 10g，云茯苓 30g，炒白术 15g，炒酸枣仁 30g，仙鹤草 30g，木香 6g，香附 10g，炒山楂 15g，益母草 30g，生甘草 5g。3 剂，水煎服，每日 1 剂，分 2 次服。

二诊（2016 年 7 月 16 日）：药后血止，头晕乏力等诸症减轻。现精神旺盛，纳谷有味。

为巩固疗效，上方去益母草，继续服用 3 剂。嘱口服人参归脾丸，每次 1 丸，每日 2 次；另服复方阿胶浆，每次 20mL，每日 3 次。

案二

刘某，女，29 岁。

初诊（2014 年 10 月 21 日）：诉月经量大如泉涌，3 天不止，口服云南白药后，无效，患者体态肥胖，伴头晕目眩，气短乏力，神疲腰酸。舌红，苔白腻，脉弦细。

辨证：脾肾亏虚，冲任不固。

治法：补益脾肾，收涩固摄。

处方：阿胶 30g（烊化），白芍 10g，艾叶 5g，棕榈炭 30g，海螵蛸 10g，当归 10g，黄芪 30g，党参 15g，炒白术 10g，赤石脂 10g，山茱萸 10g，山药 10g，熟地黄 15g，陈皮 10g，木香 10g，杜仲 10g，女贞子 10g，生甘草 5g。3 剂，水煎服，每日 1 剂，分 2 次服。

二诊（2014 年 10 月 25 日）：服药 3 剂，血止，头晕、腰酸乏力减轻，现唯有烦躁、夜寐不安。舌红，苔薄白，脉弦有力。

辨证：脾肾亏虚，肝气偏旺。

治法：益脾肾，降肝火。

处方：阿胶 15g（烊化），当归 10g，熟地黄 15g，杭白芍 10g，川芎 6g，川断 10g，杜仲 10g，山茱萸 10g，山药 15g，党参 30g，云茯苓 30g，炒白术 15g，生龙骨 15g，生牡蛎 15g，远志 10g，牡丹皮 10g，生地黄 10g，仙鹤草 10g，陈皮 5g，生甘草 5g。5 剂，水煎服，每日 1 剂，分 2 次服。

三诊（2014 年 10 月 30 日）：服上方 5 剂，纳谷正常，夜寐已安，头晕、乏力已除。舌淡红，苔薄黄，脉弦。

上方加二陈汤，5 剂，水煎服，每日 1 剂，分 2 次服。

病案分析：崩漏是中医学的疑难病，相当于西医学的功能失调性子宫出血（简称功血）。功血是由于下丘脑-垂体-卵巢轴（H-P-O 轴）调节失常引起，属于女性生殖内分泌疾病。青春期多因发育不全或成熟延迟所致，绝经过渡期多因卵巢等功能衰退而引起。崩漏根据其表现的不同，又分为崩中和漏下。《诸病源候论·妇人杂病诸候·崩中候》云："忽然暴下，谓之崩中。"《诸病源候论·妇人杂病诸候·漏下候》云："非时而下，淋漏不断谓之漏下。"案一属于漏下，案二属于崩中。

崩中和漏下常相互转化，故概称崩漏。崩漏为经乱之甚，病因较为复杂，其发病也常非单一原因所致。其病机为冲任不固，不能约制经血，以致经血非时而下。常见有血热、血瘀等证，但总归脾肾虚衰、冲任不固。所以本病多见虚实夹杂，治疗以补虚泄实为要。

案一乃由脾气虚弱、统摄无权，导致月经量多，淋漓不断。气虚则生血功能下降导致血虚，最终形成气血两虚。故见经色淡红、纳谷不馨、头晕乏力、神疲气短、舌色淡黄、舌质淡、舌边齿痕、脉沉细无力等气血两虚的症状。治疗方面，根据"急则治其标"的原则，在漏下出血期以益气健脾、固摄止血为治法，体现"澄源"和"塞流"之法。方中以四君子汤加黄芪健脾益气，炒酸枣仁对症治疗，其他药物养血行气、活血化瘀。特别是炒山楂能够入肝经血分，养血化瘀，且性和平而不伤正气，化瘀血而不伤新血。血止后，根据"缓则治其本"的原则，在澄源的基础上，以复旧为主，服用益气补血之中成药。

案二初诊时正值崩中经血量大之时，辨证以脾肾亏虚、冲任不固为主，稍见肝旺之脉弦。急当补益脾肾、收涩固摄。方用六味地黄丸合四君子汤去泽泻健脾滋阴治本；阿胶、艾叶、棕榈炭、海螵蛸补血温经、收敛止血以治标。二诊血止，根据症状及舌脉，辨证为脾肾亏虚、肝气偏旺。方用六味地黄丸、四君子汤、当归芍药散化裁，去收敛止血之品。三诊，根据其形体、舌脉等，增加二陈汤以燥湿化痰。

血崩属崩漏中的崩证，称为崩中，或经崩、血崩。《黄帝内经》有"阴虚阳薄谓之崩"的记录，是妇科较难治的疾病。治疗本病多见虚实夹杂，急则止血祛瘀也要顾护脾胃，分清阴阳，日久多补益脾肾也要兼顾气血调和。二诊正气渐复，肝气偏旺。三诊血崩已愈，以资巩固。

经间期出血

司某，女，25岁。

初诊（2015年9月22日）：诉3个月前服用减肥药（药名不详）后，出现经间期出血，伴有经期提前5～7天，经行时有乳房胀痛、腰酸痛的症状。本次经间出血3天，色红、量少、无块。舌红，苔薄黄，脉沉细。

辨证：肝肾阴虚，热伤胞络。

治法：滋补肝肾，养阴止血。

处方：当归10g，熟地黄10g，白芍10g，牡丹皮10g，云茯苓10g，墨旱莲10g，女贞子10g，柴胡10g，棕榈炭10g，炙甘草3g。12剂，颗粒剂，每日1剂，分2次冲服。

病案分析：本案患者经间期出血是因服用减肥药日久致肝肾阴虚、虚火偏旺、热伤阴络、迫血妄行。治宜滋补肝肾、养阴止血。方取《傅青主女科》中记载的顺经汤合二至丸加减。以熟地黄、白芍合二至丸以滋补肝肾为君；当归养血、牡丹皮清虚热为臣辅；云茯苓、炙甘草为佐；柴胡、棕榈炭为使。本方使肝肾得补、虚火得清、血止经停。嘱患者停服减肥药。

不孕症

栾某，女，33岁。

初诊（2015年9月22日）：诉结婚4年未孕。男方精液常规检查正常。患者伴有睡眠欠佳、多梦；饮食正常，口苦，手足凉。舌苔薄白，脉弦细，尺脉虚大。

辨证：肾阳虚，心肾不交。

治法：温肾阳，交通心肾。

处方：黄芪20g，当归10g，党参15g，黄连6g，云茯苓20g，生龙骨15g，生牡蛎15g，仙茅10g，淫羊藿10g，熟附子10g，山药15g，山萸肉15g，杜仲10g，熟地黄10g，陈皮10g，生甘草3g。13剂，颗粒剂，每日1剂，分2次冲服。嘱其经后始服。

二诊（2015年10月10日）：服药后体力增强，腰不酸，手足温。

继服上方13剂，颗粒剂，每日1剂，分2次冲服。

2015年12月3日，患者来电，告知已孕，甚喜。

病案分析：不孕症的原因很多。本案系女子肾气不足、阳衰于下，致心火上炎、心肾不交。以补肾精温肾阳、交通心肾为治。方用右归丸合交泰丸。

经后感冒

王某，女，35岁。

初诊（2015年10月8日）：诉近半年以来，每次经后必定感冒。经期正常，量少。现干咳无痰，咽痛、痒，大便干燥。咽充血（＋），舌红，舌边齿痕，苔薄白，脉沉细。

辨证：血虚风热。

治法：补血和营，疏风清热。

处方：当归10g，杭白芍10g，赤芍10g，生地黄10g，阿胶10g，川芎6g，牡丹皮10g，党参15g，蒺藜10g，柴胡10g，板蓝根15g，薄荷6g，生甘草3g。5剂，水煎服，每日1剂，分2次服。

病案分析：经后感冒乃因气血已虚，复受风寒，多以加减葳蕤汤或人参败毒散为治。但此患者内有郁热，上窜咽喉。用四物汤加阿胶姜汤补血为主药；牡丹皮、赤芍、板蓝根清泄郁热为臣药；蒺藜、薄荷祛风利咽与党参、生甘草为佐使药。

带下过多

索某，女，43岁。

初诊（2014年4月18日）：诉白带淋漓不断近3个月。伴有小腹冷，无阴部瘙痒；食欲不振，口淡无味，胃脘闷胀，食后加重，时有呃气，大便稍稀；腰腿痿软，全身乏力。舌淡，苔白，脉细弱。

辨证：脾虚。

治法：健脾止带，温中散寒。

处方：党参20g，炒白术15g，云茯苓15g，莲子15g，陈皮10g，干姜10g，香附10g，川断10g，海螵蛸10g，生甘草5g。3剂，水煎服，每日1剂，分2次服。

二诊（2014年4月22日）：药后白带减少，纳谷转好，腰酸消失，仍觉乏力。

上方中党参改为30g。继服3剂，水煎服，每日1剂，分2次服。

2014年4月25日来电告知白带消失。

病案分析：脾虚运化失职、水湿下注、任脉不固、带脉失约则见白带淋漓不断。脾虚失运、中阳不振则口淡食少、胃胀呃气、便稀乏力等。辨证以脾虚为主。治以四君子汤益气健脾；莲子、川断补脾止带益肾；陈皮、香附燥湿理气，香附为"气病之总司，女科之主帅"；干姜温中散寒；海螵蛸收敛止带。

黄　带

周某，女，36岁。

初诊（2015年12月29日）：诉黄带3个月，伴带下量多、阴痒，足凉，纳眠可。舌红暗淡，苔薄，脉弦。白带常规检查有真菌。

辨证：肾虚，湿热下注。

治法：固肾止带，清热祛湿。

处方：炙白果15g，山药15g，连翘15g，黄柏10g，苍术10g，牛膝10g，地肤子10g，白鲜皮10g，生薏苡仁10g，苦参10g，川断10g，当归10g，丹皮10g，肉蔻30g，生甘草3g。14剂，颗粒剂，每日1剂，分2次冲服。

嘱其注意阴部卫生。

病案分析：黄带多由外阴不洁所致。现代人比较注意个人卫生，故黄带较为少见。肾与任脉相通，肾虚有热，损及任脉，气不化津，湿热循经下注于前阴，发为黄带量多，伴有阴痒。方取《傅青主女科》中的易黄汤加减，但黄带兼痒者，多霉素、滴虫、真菌感染，加地肤子、白鲜皮、苦参之类，也可外洗。

黄带用《傅青主女科》易黄汤治疗，《医方集解》的龙胆泻肝汤等治疗白带多为有效。

盆腔积液

李某，女，30岁。

初诊（2015年9月22日）：诉患盆腔积液半年许，素有月经先后无定期。伴有小腹冷痛、坚硬，腰酸沉重，大便每日3次，不成形，夜尿4～5次。舌淡红，苔白，脉沉尺弱。

辨证：肾阳虚衰，饮积盆腔。

治法：温补肾阳，化饮调经。

处方：紫石英 30g，熟地黄 15g，仙茅 15g，淫羊藿 15g，杜仲 15g，续断 15g，桑寄生 10g，怀牛膝 15g，云茯苓 15g，炒白术 15g，补骨脂 10g，当归 10g，杭白芍 10g，山药 10g，木通 10g，熟附子 5g，陈皮 10g，生甘草 5g。17 剂，水煎服，每日 1 剂，分 2 次服。另加艾附暖宫丸，口服，每次 1 丸，每日 2 次。

二诊（2015 年 10 月 20 日）：月经已行，腰腹疼痛减轻。

继服上方 20 剂。嘱其经期停用。

三诊（2016 年 6 月 21 日）：已孕 16 周。B 超检查未见盆腔积液。

病案分析：本案患者小腹冷痛、腰酸沉重、经期不定，乃肾虚日久、命门火衰所致。肾主二便，则便溏、尿频；阳不化水，则饮停腹中。必须温补肾阳、补益命火，以达"益火之源，以消阴翳"。方中取仙茅、淫羊藿、熟附子、补骨脂温补肾阳；杜仲、续断、桑寄生、牛膝补肾强腰；配以熟地黄、当归、杭白芍、山药养血益阴；云茯苓、白术健脾利水；木通、甘草利水通经。方中重用紫石英，温肾暖宫，对元阳虚衰、宫冷不孕有兴奋中枢神经、促进卵巢分泌的作用。余每在治疗肾虚宫寒不孕者用之。

保 胎

霍某，女，31 岁。

初诊（2014 年 4 月 8 日）：诉孕后大便脓血，伴腹痛、腹胀、腰酸，恶心，纳差，3 天前在某三甲医院检查示怀孕 18 天，有溃疡性结肠炎。为求安全，医生要求其终止妊娠，患者不允，求中医保胎治疗。患者体态瘦弱，气短懒言，舌淡，苔薄，脉弦滑。大便常规示脓血便，可见白细胞、红细胞。

辨证：脾肾两虚。

治法：补脾肾安胎，调气血止痢。

处方：黄芪 30g，当归 10g，杜仲 15g，菟丝子 10g，续断 15g，炒白术 30g，砂仁 10g，杭白芍 30g，防风 5g，陈皮 10g，木香 10g，

香附 10g，山药 10g，秦皮 10g，仙鹤草 30g，石榴皮 15g，生甘草 5g。7 剂，水煎服，每日 1 剂，分 2 次服。

二诊（2014 年 4 月 16 日）：服药后大便脓血明显减少，仍有恶心。

上方去石榴皮，加竹茹 10g，继服 5 剂。

三诊（2014 年 12 月 5 日）：妊娠已近 9 个月。大便脓血 3 天，伴下肢肿胀感，纳差。舌苔白，脉滑弦。大便常规示白细胞 0 ～ 3 个 /HP、红细胞 3 ～ 5 个 /HP。

辨证：肝郁脾虚，肾虚不固。

治法：疏肝健脾，补肾固胎，调气血止痢。

处方：柴胡 5g，黄芩 15g，马齿苋 10g，木香 10g，香附 10g，砂仁 10g，杜仲 15g，炒白术 30g，山茱萸 10g，山药 10g，党参 10g，枳壳 10g，陈皮 10g，大腹皮 10g，秦皮 10g，杭白芍 10g，丝瓜络炭 10g，生甘草 5g。10 剂，水煎服，每日 1 剂，分 2 次服。

四诊（2014 年 12 月 20 日）。

上方去大腹皮，加续断 15g、桑寄生 15g。15 剂，水煎服，每日 1 剂，分 2 次服。

2014 年 12 月 28 日，顺利生产一女婴。

病案分析：本案患者初次以妊娠合并溃疡性结肠炎来诊。溃疡性结肠炎属于中医"痢疾"范畴。该病在《黄帝内经》中称为"肠澼"。痢疾与五脏中的脾肾关系最为密切。明代李中梓在《医宗必读·痢疾》中指出："痢之为证，多本脾肾……在脾者病浅，在肾者病深……未有久痢而肾不损者。"辨证方面，明代张景岳强调治疗痢疾"最当查虚实"。本案患者因体质虚弱、湿热不除导致脓血便，日久不愈。今又孕育胎儿，倍加困难。方用黄芪、杜仲、菟丝子、续断、炒白术、砂仁、山药补脾肾安胎；陈皮、木香、香附、当归、杭白芍调气补血；防风、秦皮、仙鹤草、石榴皮收敛止血，涩肠止痢。本方在补脾肾之虚的基础上，调气补血、收敛涩肠以达扶正祛邪的治疗目的。体现了刘完素提出的"调气则后重自除，行血则便脓自愈"的痢疾治疗法则。

二诊痢止，去收涩之石榴皮，增加竹茹清热止呕。三诊、四诊乃患者妊娠晚期，痢疾复发，辨证为肝郁脾肾虚，方药处以清肝健脾补肾、调气血止痢之法。

溃疡性结肠炎、脓血便日久不愈，多因体质虚弱、湿热难除。今因孕妇育儿，倍加困难，中药以健脾补肾、补养气血、保胎为主，兼清理湿热以止血为辅，实则扶正祛邪，得以母子双全。

产后恶露

张某，女，24岁。

初诊（1989年8月10日）：患者产后7天，3天前因受寒，腹痛难忍，恶露骤停。无发热，疼痛影响进食及睡眠。舌淡，苔薄，脉紧。血常规显示白细胞数 12×10^9/L。

辨证：血瘀胞宫。

治法：活血化瘀，散寒止痛。

处方：当归12g，川芎10g，乌药10g，炒香附12g，炒五灵脂10g，炒小茴香30g，山楂炭30g，肉桂6g，炒乳香10g，炒没药10g，炒川楝子10g，甘草6g，生姜3片为引。3剂，水煎服，每日1剂，分2次服。

2剂后，腹痛大减，恶露色白，纳谷欠佳。上方去川楝子，加砂仁6g，熟附子6g。2剂，水煎服，以巩固之。查血常规示白细胞已恢复正常。

病案分析：本案患者为徐老师巡诊于山东省郓城县时所遇，因产后体虚，复感寒邪，血为寒凝，瘀阻胞宫，故腹痛剧烈，恶露不行。急当活血化瘀、散寒止痛。方用生化汤加减，以化瘀生新、温经止痛。五灵脂活血止血、化瘀止痛；乳香、没药活血行气止痛；香附理气通经止痛；川楝子、乌药行气止痛；山楂活血散瘀；肉桂、小茴香温经散寒止痛。方中药物炒制以达增效及缓和药性之功。二诊去川楝子加附子助阳散寒止痛；加砂仁化湿行气，温中醒脾。

本案患者恶露骤停，查血常规示白细胞数增高，西医学认为是炎症，治疗以消炎为主。但中医学按血瘀胞宫辨证，治以活血化瘀、散寒通经，疗后腹痛大减、恶露又行，更免去用消炎药物。

第三章

儿科疾病

小儿哮喘

某女，9岁。

初诊（2001年3月18日）：诉患哮喘4年，每年春、冬季多次发病。因咳喘8天来诊，咳嗽喘憋，张口抬肩，夜间不能平卧，喉中痰鸣，咳吐白色黏痰量少，二便正常。舌淡红，苔白，脉滑。血压120/82mmHg，呼吸22次/分，脉搏110次/分。两肺可闻及哮鸣音。

辨证：风邪袭表，肺气上逆。

治法：祛风化痰，降逆平喘。

处方：蝉蜕10g，地龙10g，半夏10g，黄芩10g，桔梗10g，苦杏仁9g，橘红9g，川贝母6g，甘草3g，防风15g。7剂，水煎服，每日1剂，分2次服。

二诊（2001年3月26日）：服上方7剂后，喘息胸闷仅在活动时发作。两肺听诊无异常。

继服上方7剂，另加玉屏风散颗粒以巩固疗效。

病案分析：小儿哮喘的发病是由于外邪引动伏痰所致。外邪以六淫中的风邪占多数，而小儿为纯阳之体，感受外邪最易化热。内因为宿痰内伏于肺。风、热、痰三邪壅滞于肺，肺失宣降而发为喘。方中蝉蜕味甘性寒，归肺、肝二经，既可疏散风热，又可平肝解痉止内风，地龙性寒入肝、脾经，可清热息风、祛痰平喘，两药共奏清热平喘之效，为君药；半夏、黄芩、川贝母清热燥湿化痰，为臣药；苦杏仁、橘红、桔梗止咳化痰利咽，为佐药；生甘草清热解毒，为使药。诸药共奏疏风解痉、清热化痰、止咳平喘之功。

按：小儿哮喘为多见，哮为声言，喘为气息言。临床上听诊见肺内有哮鸣音，不能都定为哮喘，多为喘息性支气管炎，蝉龙汤亦有效。

蝉龙汤：蝉蜕、地龙、半夏、黄芩、桔梗各10g，苦杏仁、橘红各9克，川贝母6克，甘草3g。兼风寒表证者，加辛夷6g，加白芷、防风各 10g；兼风热表证者，加薄荷 6g，连翘、金银花各 10g；痰黄便秘者，加瓜蒌 15g，冬瓜子 10g，葶苈子 6g；伤食纳呆、恶心者，加紫苏子、莱菔子、焦三仙各 10g。每天 1 剂，复煎，取混合液 100 ～ 200mL。服法：1 ～ 3 岁每次服 20mL，每天 3 次；3 ～ 6 岁每次服 50mL，每天 3 次；6 ～ 12 岁每次服 100mL，每天 2 次。7 剂为 1 疗程。

疳　积

徐某，女，5 岁。

初诊（2020 年 3 月 24 日）：患者父亲是医药界同仁，代述爱女 2 年来身高不增，食欲渐减，曾多方诊治，疗效甚微。患者形体消瘦，身高 94 ～ 95cm，体重 12 ～ 13kg，面色萎黄，纳谷不馨，喜食稀饭、冷饮，但量亦不多，甚则厌食，易积食，腹胀膨大隆起，毛发稀疏，食欲不振。身倦，盗汗，易感冒、积食，心烦，便干，大便 3 ～ 5 天 1 次。舌暗红，苔薄少，脉弦细少数。

辨证：脾胃积热。

治法：健脾和胃，消食化积。

处方：槟榔 10g，枳壳 10g，焦麦芽 10g，焦山楂 10g，焦神曲 10g，当归 10g，山药 10g，白扁豆 10g，砂仁 6g，党参 10g，五味子 10g，木香 10g，桃仁 6g，牡丹皮 10g，鸡内金 10g，半夏 6g，陈皮 15g，连翘 15g，生甘草 6g。7 剂，颗粒剂，每日 1 剂，分 2 次冲服。

二诊（2020 年 4 月 3 日）：服药后纳谷好转，盗汗明显减少，大便正常，面有笑容，睡眠如常。舌红，苔薄黄，脉弦细。

上方去桃仁，继服 7 剂。

三诊（2020 年 4 月 12 日）：自求进食，腹无不适，二便正常。

上方去槟榔、连翘，继服 7 剂。

嘱食不过量，忌食辛辣食物、坚果、饮料。

病案分析：疳积一症在西医学被认为是消化不良性疾病，对症处理为营养均衡。中医学早在《医宗金鉴》中有记载，将疳积分为：

脾疳、心疳、肺疳、胃疳、肝疳等。疳积临床症状较多，但其主要病机是脾胃损伤运化功能积滞，水谷精微不能充养，气液匮乏，气血不荣。脾胃为后天之本，脾胃受损即可致其他脏腑功能失调，而出现疳证的症状；治疗疳证时，首先要顾及脾土的健运，这是治疳积关键一步。

此案患者形体消瘦、身高不增、食欲减退、积食、大便干皆是脾虚失运。用健脾益气的山药、白扁豆、砂仁配消食导滞的保和丸来使食消、脾运得健，佐以桃仁、牡丹皮凉血活血有通便除烦热之功。全方配伍得当，收效甚佳。

按：疳积症多因饮食不当、暴饮暴食、过食肥甘或生冷食物而损伤脾胃，成为积食，久则耗伤气阴，消化功能日渐紊乱，气血不足而形成此症。衣食无着之时常饮食不节，易罹此患，现代生活富足，此症少见。

风　疹

刘某，女，4岁。

初诊（2006年4月6日）：诉发热、皮疹3天。体温39℃，面部和躯干满布沙状高于皮肤的红色疹子，颈淋巴结肿大。烦躁，便干，纳减，舌红，苔黄，脉滑数。

辨证：风扰肺卫。

治法：疏风清热透疹。

处方：桑叶6g，菊花6g，薄荷6g，柴胡6g，黄芩6g，金银花6g，连翘9g，板蓝根6g，牛蒡子6g，牡丹皮6g，生地黄6g，生大黄5g，生甘草3g。3剂，颗粒剂，每日1剂，分2次冲服。

二诊（2006年4月10日）：发热退，体温正常，皮疹已退。

病案分析：西医学认为风疹是由风疹病毒感染引起的急性呼吸道传染病，一般病程短，症状轻，易痊愈。中医学早在《素问·四时刺逆从论》中称为"隐疹"；《诸病源候论》中则分为"白疹与赤疹"，并提出"痞瘟"之称；至唐代《备急千金要方》中有"风疹"

之名。儿童多由饮食不节生积热，或外受风邪，风邪挟热，扰动血分，出现血热等引发此病。本案患者为风邪挟热侵犯肺卫，所以出现皮疹发红、便干、烦躁、舌红、苔黄，给予桑菊饮加减以疏风清热，金银花、连翘、黄芩清肺热，牡丹皮、生地黄、柴胡、大黄通腑泄热，凉血除烦。

按：风疹是婴幼儿时期常见传染病，由风疹病毒引起。虽疹出遍身，但一般愈后较好，临床应用抗病毒药物或用疏风透疹、清热解毒中药均可治愈，患病期间应避风隔离。

小儿露睛

张某，男，1岁。

初诊（2015年10月10日）：家长代诉，患者睡觉时眼睛露缝半月，鼻塞5天，黄涕，纳差，伴有恶心，大便偏稀，苔黄厚腻，指纹红至气关。

辨证：温热困脾。

治法：健脾化湿，清热通窍。

处方：藿香10g，白芷6g，党参6g，辛夷3g，炒白术10g，苍术6g，半夏5g，陈皮6g，茯苓10g，砂仁2g，黄芩3g，石菖蒲5g，生甘草3g。4剂，颗粒剂，每日1剂，热水冲服。

二诊（2015年10月14日）：家长代述，患者每天睡眠10～14小时，无露睛，鼻通气，大便成形。舌苔薄黄，指纹淡红。

病已痊愈，嘱家长注意喂养。

病案分析：露睛一症西医学认为是由于眼睑肌肉松弛，可能与遗传有关，没有好的治疗措施。中医学认为睡卧露睛与小儿脾胃功能失调有关。从小儿的生理角度分析，小儿脏腑娇嫩，发育迅速，五脏六腑发育过程中需要大量营养物质，其中脾主运化水湿，化生气血，供给全身营养，脾胃本身负担较重，由于家长喂养不当，辅食添加过多，易伤脾胃，造成脾胃虚弱，且强食肥甘，致脾运失职，食积胃肠，湿热内蕴，易受外邪，则鼻塞不通。治宜宣通肺窍、芳香化湿、清热和胃。

按：小儿处于生长发育期，需要大量的营养物质，但辅食过多，易致积食，伤及脾胃。嘱其家长，一定要重视脾胃，要饮食有节，牢记"要想小儿安，三分饥和寒。"

心肌炎

辅某，男，5 岁。

初诊（2014 年 7 月 14 日）：家长代诉，患者在某医院因高热就诊，诊断为病毒性心肌炎。用辅酶 Q10、维生素 E、维生素 C 等治疗，心肌酶仍异常，心率 110 次 / 分钟。体倦乏力，自汗，烦躁不安，眠差，纳少，二便正常，舌尖红，苔薄黄，脉数。

辨证：气阴不足，血瘀热结。

治法：益气养阴，活血清心。

处方：党参 10g，茯苓 15g，浮小麦 15g，炙甘草 6g，当归 6g，麦冬 10g，杭白芍 15g，赤芍 10g，牡丹皮 10g，丹参 10g，五味子 10g。14 剂，颗粒剂，每日 1 剂，分 2 次早晚冲服。

二诊（2014 年 7 月 31 日）：心肌酶谱正常，心率 82 次 / 分钟。乏力减轻，自汗少，无烦躁，眠可，纳可，二便正常，舌淡红，苔白，脉平。

口服生脉饮，每次 1 支，每日 2 次，共服 1 个月。

3 年后患者因感冒、咳嗽来诊，提及其心肌炎未再发病。

病案分析：西医学认为，病毒性心肌炎是由多种病毒感染所致。一般好发于儿童和青少年，与家族易感性有关，免疫功能下降或免疫功能低下人群易发。一般发病前 1 ～ 3 周有病毒感染前驱症状。常见胃肠道和呼吸道感染，出现发热、全身酸痛、恶心、呕吐、腹泻等，随后出现胸闷、胸痛、心悸等。治疗一般以对症治疗为主，包括抗病毒治疗、免疫治疗等。大多数患者预后较好，部分患者因病情迁延而遗留各种心率失常，更为严重的可能会发生重度房室传导阻滞，需要安装人工起搏器。

中医学早在《伤寒明理论》中载："悸者心忪是也，筑筑踢踢然动，怔怔忪忪，不能自安者是矣。"近代中医学把心悸分为虚、实两大类。辨证上应注意虚实，一般以虚证为主，实证少见，但常因内虚而复加外因诱发，出现虚实并见之证。治疗上一般多以补虚为主，祛邪为辅。虚证以益气养血、滋阴温阳为主酌加宁心安神之品；实证则以清火化痰、行瘀镇惊为主。虚实兼加者，应当分清主次缓急，予以治疗。

按：徐老师认为心肌炎多因高热引起，病毒性心肌炎最为多见，高热急性期应以清热解毒为主，兼顾热伤气阴；热退后缓解期应以益气养阴为主，活血清心为辅，往往可以缩短病程，早日治愈，避免留有后遗症。

小儿肺炎

肖某，男，3岁。

初诊（1997年12月2日）：诉咳嗽3天，昨天流清涕，咳喘。痰鸣量多，手心热，纳可，大便稍稀，舌红，苔白厚。两肺可闻哮鸣音及少量水泡音。

辨证：风邪外束，痰湿蕴肺。

治法：疏风散寒，泻肺祛痰。

处方：生麻黄3g，苦杏仁3g，桔梗5g，枳壳5g，葶苈子5g，桑白皮5g，橘红5g，瓜蒌10g，川贝母3g，生甘草3g。3剂，颗粒剂，每日1剂，分2次冲服。

二诊（1997年12月6日）：听诊见呼吸音粗，未闻及湿啰音。

处方：苦杏仁3g，桔梗5g，枳壳5g，葶苈子5g，桑白皮5g，橘红5g，瓜蒌10g，川贝母3g，半夏5g，生甘草3g。3剂，颗粒剂，每日1剂，分2次冲服。

三诊（1997年12月9日）：诸症消失。

病案分析：本案患者咳嗽未愈又受风寒，清涕，纳可，大便稍稀，痰鸣，属痰郁肺中。虽为肺炎，未用麻杏石甘汤，仅取三拗汤散寒止咳，葶苈、贝母泻肺祛痰，因患者便稀，无明显内热之象，故不用石膏。

多动症

王某，男，10岁。

初诊（2012年10月6日）： 诉不自主头抖1年余。纳差，大便干，小便正常，舌红，苔薄黄，脉弦细。

辨证： 脾虚肝旺，肝风内动。

治法： 健脾益气，柔肝息风。

处方： 钩藤20g，杭白芍30g，当归10g，柴胡5g，茯苓20g，半夏10g，陈皮10g，砂仁5g，牡丹皮10g，栀子10g，珍珠母15g，木香10g，香附10g，山药15g，白扁豆15g，薄荷3g，生龙骨15g，生牡蛎15g，黄芪20g，生白术15g，生甘草5g。7剂，水煎服，每日1剂，分2次服。

病案分析： 西医学认为头抖是小儿抽动秽语综合征，多发于4～12岁儿童，病因不清，时好时坏，病程较长，大多预后良好。中医学早在《医学纲目》及《医学六要》中皆称"头摇"。在《嵩崖尊生书·头分》中提到："头摇多属风，风主动摇，脉必弦……即是肝肾二经血亏之症。"由此可见头抖属风。"诸风掉眩，皆属于肝"，徐老师认为此处头抖应为肝阴虚，肝风内动，纳差、便干为其脾气虚，乃肝木旺乘脾土也。

方用《内科摘要》中的丹栀逍遥散来疏肝解郁、健脾益气，合钩藤、珍珠母、生龙骨、生牡蛎等息风镇静之品来镇肝息风，治其头抖；用健脾化痰的二陈汤合白术来健脾益气，使脾气健，肝风息。

按： 小儿多动症在临床上症状表现不一，多动症患者多出现头抖、眨眼、抽鼻、肩部抖动等不自主的肌肉抽动。有时此消彼起，交替出现，有时可以同时并见，临床认为这与"风邪"有关，风善行而数变。中医治疗多动症具有明显优势。

第四章

皮肤科疾病

荨麻疹

案一

苏某，女，33岁。

初诊（2015年9月23日）：诉四肢皮肤出现风疙瘩已1年余。时起时消，夜间加剧，遇风加重，最近7天发作加重，痒甚，自觉与食物等无关。现在无其他不适，饮食可，小便正常，大便干，四肢散发大小不等且形状不一的红色风团样扁平皮疹，周围红晕重，触之稍硬，有部分皮疹融合成片，可见瘙痕和结痂。舌淡红，苔薄白，脉滑。

辨证：肺脾气虚，血热受风。

治法：健脾益气，清热除风。

处方：党参10g，生白术10g，茯苓10g，土茯苓10g，地肤子10g，当归10g，赤芍10g，牡丹皮10g，生地黄10g，川芎10g，金银花10g，贯众10g，荆芥10g，防风10g，生甘草3g。5剂，颗粒剂，每日1剂，分2次冲服。

病案分析：荨麻疹夜作加重，徐老师认为是血郁、内热之故，夜属阴，因而发，但仅四肢发作，因脾主四肢，虽身无乏力，但舌淡红证明气虚，脾气虚运化无力，故便干。脾虚湿困则脉滑。五行中，脾土生肺金，脾为肺之母，母病及子，因脾虚而导致肺气虚，肺合皮毛，故皮肤出问题，所以为肺脾气虚、血热受风。处以党参、白术、茯苓健脾；四物加牡丹皮、金银花、贯众养血清热；土茯苓、地肤子、荆防祛风止痒。

案二

代某，女，66岁。

初诊（2015年8月23日）：诉半年前无明显诱因出现风团样

疙瘩，时起时伏，全身反复发作，曾用中西药物（不详）治疗，不见好转。躯干、四肢散发大小不等且形态不一的粉红色团块，稍隆起，部分皮疹融合成片，可见瘙痕、血痂。患者头眩，视物昏花不清，自汗，乏力，多梦，纳可。舌淡红，苔薄，寸脉大，余细。

辨证：气血两虚，肝风内动。

治法：补气养血，养肝。

处方：黄芪20g，生白术10g，茯苓10g，当归10g，杭白芍10g，生地黄10g，熟地黄10g，川芎10g，生龙骨10g，牡蛎10g，枸杞子10g，菊花10g，荆芥10g，防风10g，生甘草3g。7剂，颗粒剂，每日1剂，分2次冲服。

二诊（2015年9月2日）：四肢及躯干粉红色团块少发，有瘙痕、血痂。头眩、眼花已减轻，自汗止，乏力减，纳可。舌淡红，苔薄白，寸脉大，余细。

观其症状已缓解，继服上方14剂。

病案分析：患者年已六旬，病已半年，气血两虚，故自汗乏力、多梦；肝血不能善目，故视物不清；"诸风掉眩，皆属于肝"，故出现头眩昏花之症；虚风外达，则荨麻疹痒反复发作。取四君之意补其气，四物汤补其血，用玉屏风固其表，用白芍、枸杞子、菊花、生龙骨、牡蛎来养肝息风，全方有补气血、养肝息风、止痒固表、防复发之效。

按：西医学认为慢性荨麻疹病因复杂，较难确定病因，治疗一般以抗组胺药物为主，也可配合使用H2受体拮抗剂，不易治愈。中医学认为多因禀性不耐受外邪而致，腠理不密，卫外失因，复感风热或风寒之邪；饮食失常，脾胃失和，湿热内蕴，复感风邪，使内不得疏泄，外不得透达，郁于腠理而发；平素体弱或久病耗伤，气血两虚，风邪乘虚而入等。

平常认为此病以风寒、风热、风湿、风燥、湿热为主。上两案荨麻疹，案一是脾虚血热受风；案二是气血两虚、肝风内动。所以临床上像荨麻疹这样的病，我们也一定要详细辨证，洞察病机，以获良效。

湿　疹

蔡某，男，35 岁。

初诊（2009 年 6 月 1 日）：诉全身瘙痒 1 年，近期加重。曾就诊某医院，诊为湿疹，给予"皮炎平"外用，息斯敏（氯雷他定片）、维生素等口服。虽暂时止痒，但无明显效果。经人介绍来就医。患者全身多处对称性、多形性皮疹，部分皮疹红肿瘙痕。夜寐不安，烦躁，尿黄，大便干，舌红，苔黄，脉弦数。

辨证：湿热蕴肤，血瘀脉络。

治法：清热利湿，凉血活血。

处方：羌活 15g，土茯苓 60g，茵陈 10g，金银花 15g，连翘 15g，荆芥 10g，防风 15g，当归 10g，赤芍 15g，牡丹皮 15g，川芎 30g，丹参 30g，栀子 10g，白芷 10g，徐长卿 15g，生甘草 3g。7 剂，用冷水 2000mL 泡 2 小时，3 遍煎，取 600mL 分 3 次服。

二诊（2009 年 6 月 9 日）：服药后，瘙痒不再发作，睡眠好转，心情舒畅，大小便正常。舌淡，苔白，脉平，病已告愈，无需进药。嘱其忌辛辣及"发物"食物，以防复发。

病案分析：西医学认为本病病因复杂，由各种内外因素引起，急性期以丘疱疹为主，慢性期以表皮肥厚等表现的瘙痒性皮肤病为主，治疗好转后易再次发作，难以根治。

本病属中医"湿疹"范畴，根据皮损形态和发病部位的不同，又称"浸淫疮""血风疮""旋耳疮"等。是由于禀赋不耐、饮食失节或过食辛辣刺激荤腥动风之物，脾胃受损，失其健运，湿热内生，又兼外受风邪，内外两邪相搏，风湿热邪浸淫肌肤所致。

徐老师认为，湿热是本病贯穿始终的病机，不管是急性期还是亚急性期、慢性期，患者临床上都有不同程度的渗出、充血、红斑等湿热表现。此病一旦治疗不当或者饮食不慎都可反复发作，出现湿和热毒相搏结。另外湿为阴邪，其性黏滞，湿淫为患，多病程较长、缠绵。湿久蕴热，易和热结，所以湿热相为病，反复发作不易好转。治疗上，急性期多采取清热解毒、祛风利湿；亚急性期在急性期治疗基础上加凉血、活血药；慢性期多以健脾燥湿、温阳化湿为主。

本案患者属于慢性湿疹急性加重期，烦躁，身痒加重，小便黄，大便干，舌红，苔黄，脉弦数。辨证属于湿热蕴肤、血瘀脉络，治疗上徐老师认为应以清热利湿、活血凉血为主。给予茵陈、土茯苓、羌活、荆芥、防风清湿热，金银花、连翘、甘草清热解毒，为君；当归、赤芍、牡丹皮、栀子、川芎、丹参凉血活血，为臣；用白芷、徐长卿等性温以防止大队苦寒之品为佐。另外，方中荆芥、防风、白芷祛风透表，因风能胜湿。用茵陈、羌活、牡丹皮、栀子入肝之品来清热除烦；"诸痛痒疮，皆属于心"，心主血，所以用当归、赤芍、牡丹皮、川芎、丹参等入血分之品。全方诸品共用，有清热解毒利湿、凉血化血、清心凉肝、祛风止痒之效。

特别提示此方在其他皮肤病（如荨麻疹，风疹等过敏性疾病）治疗中也可以借鉴应用。

牛皮癣

张某，女，32岁。

初诊（2016年1月9日）：诉双下肢、指部牛皮癣2年。查体可见双下肢、腰部、背部满布红色斑块状鳞屑，边界清楚，有半透明薄膜，刮之有点状出血。舌红，苔薄黄，脉细。

辨证：脾肾两虚，血虚生风。

治法：健脾益气，养血祛风。

处方：当归10g，赤芍10g，牡丹皮10g，生地黄10g，阿胶10g，党参15g，荆芥10g，防风10g，陈皮10g，生山药15g，牛膝10g，熟地黄30g，山茱萸30g，肉桂10g，炙甘草6g。7剂，颗粒剂，每日1剂，分2次冲服。

二诊（2016年1月18日）：双下肢、背部皮肤红色斑块状鳞屑明显减少，仍见薄膜现象，刮之出血。手足怕冷减轻，纳可，喜温饮，二便调。

处方：当归 10g，赤芍 10g，牡丹皮 10g，生地黄 10g，阿胶 10g，党参 20g，荆芥 10g，防风 10g，陈皮 10g，生山药 20g，牛膝 10g，熟地黄 30g，山茱萸 30g，肉桂 15g，炙甘草 6g。8 剂，颗粒剂，每日 1 剂，分 2 次冲服。

三诊（2016 年 2 月 1 日）：左下肢和背部无斑状鳞屑，皮肤恢复正常，右下肢三阴交处有约 1.5cm×1.5cm 的一小块皮肤有斑块，但无薄膜。手足已温，面红，纳可，眠可，月经按期来潮，7 天干净，量可，二便调，舌淡，苔白，脉平。

嘱其不用服药，注意饮食，锻炼身体，以防复发。

病案分析：银屑病在西医学中分多种类型，本案为寻常型，是与免疫相关的慢性复发性炎症性皮肤病，别名牛皮癣、干癣、松皮癣，具体病因不清楚，多与机体免疫相关，治疗方法较多，疗效不尽如人意。

中医学早在《诸病源候论》中称其为"干癣"，《医宗金鉴》称"白疕"，《外科证治全书》则称"疕风"，认为本病与血热、毒热、湿热、寒湿、血瘀、血燥等致病因素有关，损伤机体，出现皮损。而本案患者出现手足冷为肾阴虚所致，同时也可见血虚。月经先期、经期长、量多都是脾虚不固所致。此外，脾胃乃后天之本、气血生化之源，脾虚故而贫血，脾虚则无力运化水谷，故纳少。所以我们认为此案患者主要是脾肾两虚，从而引起血虚生风，出现牛皮癣，长期难愈。给予健脾益肾、养血祛风之法治疗。方中肉桂有温补肾阳、补命门之火之效，配补气血药可促使阳生阴长从而加强补养气血效果；用山茱萸与肉桂相配，加强温肾之功；另外，山茱萸与熟地黄、山药、牡丹皮相配，补肾之力大增；用党参和山药、陈皮相配，使脾胃得健、气血化生有源，从根本上治疗患者血虚问题，同时防止滋补药有碍胃之嫌。用荆防四物汤配阿胶养血祛风来治表。综上药物使脾肾两补，血生风去。

痤 疮

案一

钱某，男，30 岁。

初诊（2015 年 12 月 6 日）：诉面部痤疮多年，加重 1 月余。面部两颊、额部红色丘疹有白头分泌物，两颊丘疹红肿。面部发热、疼痛，心烦，喜冷饮，大便干，小便黄，多梦，头屑多。舌红，苔黄，脉弦数。

辨证：肝胆湿热，肺胃郁热。

治法：疏肝泄热，清热解毒。

处方：当归 10g，生地黄 10g，赤芍 10g，牡丹皮 10g，栀子 10g，薄荷 10g，荆芥 10g，野菊花 10g，柴胡 10g，黄芩 10g，金银花 10g，连翘 10g，金钱草 6g，生甘草 3g，生龙骨 10g，生牡蛎 10g。7 剂，颗粒剂，每日 1 剂，分 2 次冲服。

嘱其忌食辛辣刺激之物，并减轻心理压力。

二诊（2015 年 12 月 19 日）：自觉症状明显减轻，嘱来人取上方 14 剂。

病案分析：本案患者初诊，痤疮发生于两颊并兼丘疹红肿疼痛，此乃肝经走向部位，为肝胆湿热，处方给予柴胡、黄芩、栀子、金钱草、薄荷等清泻肝胆湿热之品；反复发作的红色丘疹为血热所致，给予当归、生地黄、赤芍、金银花、连翘、菊花等清热解毒凉血之品；心烦、多梦，给予生龙骨、生牡蛎重镇潜阳安神，且生龙骨、生牡蛎还具有软坚消结的作用。二诊，自觉疗效满意，派人取药，继服上方。

案二

李某，男，15 岁。

初诊（2015 年 8 月 26 日）：诉头面部脓疮半年，加重 3 个月。因病久、病重难愈，羞于上学，求诊于本门诊。患者面赤如关公，头、面、胸、背色红如珠，遍体丘疹，有白脓包，头油脂多，头发结束成柳条形。纳佳，二便调，舌红，苔黄，脉滑数。

辨证：热毒壅盛。

治法：清热解毒，凉血消痈。

处方：当归 10g，生地黄 10g，赤芍 10g，牡丹皮 10g，紫草 10g，败酱草 10g，黄芩 10g，连翘 30g，白芷 10g，荆芥 6g，川芎 6g，香附 6g，生大黄 6g，生甘草 3g。10 剂，颗粒剂，每日 1 剂，分 2 次冲服。

嘱其忌食辛辣之物。

二诊（2015 年 9 月 5 日）：面色红稍减，胸背痤疮消退较著。仍喜冷饮，食后腹痛。

上方去生大黄。7 剂，颗粒剂，每日 1 剂，分 2 次冲服。

三诊（2015 年 9 月 12 日）：痤疮带脓头，便干，舌苔黄，脉弦。

上方加栀子 10g，蒲公英 10g，14 剂。

四诊（2015 年 9 月 27 日）：面色近于常人，患者信心倍增，饮食、二便正常。继服上方 30 剂。

病案分析：患者首诊，面赤，有丘疱疹、脓疱，有发束，辨证为热毒壅盛，给予清热解毒、凉血消痈之法，处以败酱草、紫草、大黄、连翘、黄芩等清热解毒之品；久病必瘀，所以在处方中加川芎、当归等活血化瘀之品。二诊时患者出现腹痛，故去掉大黄。三诊时患者痤疮带脓头，便干，舌苔黄，脉弦，加泻肝清热解毒之栀子、蒲公英。四诊时患者病情恢复，继续开药加以巩固。

案三

孙某，女，32 岁。

初诊（2015 年 9 月 3 日）：诉面颊部丘疱疹多年。面部两颊处有红色丘疱疹，高于皮肤，部分有脓白头。月经延后、量少，腰痛，足凉，多梦易醒，大便稀，小便正常，舌淡红，苔薄白，脉寸虚大无力。

辨证：脾肾阳虚，血不荣面。

治法：补脾益肾，养血消痤。

处方：黄芪 15g，党参 10g，当归 20g，熟地黄 15g，阿胶 15g（烊化），杭白芍 15g，赤芍 10g，牡丹皮 10g，野菊花 10g，连翘 20g，续断 10g，桑寄生 10g，牛膝 10g，肉桂 10g，生龙骨 10g，生牡蛎 10g，生甘草 3g。10 剂，颗粒剂，每日 1 剂，分 2 次冲服。

二诊（2015 年 9 月 25 日）：痤疮明显减轻。

嘱服当归养血糖浆和右归丸以观察。

病案分析：患者初诊时月经延后且量少、腹泻、多梦易醒为脾虚血亏所致，给予黄芪、党参、当归、熟地黄、阿胶、杭白芍等健脾养血之品；腰疼、足凉、脉虚大无力为肾虚所致，给予续断、桑寄生、肉桂、牛膝等补肾温阳之品。二诊时痤疮明显好转，给予中成药当归养血糖浆和右归丸以资善后。

案四

刘某，女，48 岁。

初诊（2015 年 12 月 29 日）：诉面部、颈部丘疱疹多年。颈面部有淡红色丘疱疹散发。失眠，足凉，大便干，小便正常，舌暗，脉弦。

辨证：气滞血瘀。

治法：活血化瘀。

处方：炒酸枣仁 30g，肉苁蓉 20g，当归 20g，红花 10g，桃仁 15g，枳壳 10g，牡丹皮 20g，赤芍 10g，生地黄 10g，野菊花 10g，茯苓 10g，槟榔 10g，生甘草 3g。15 剂，颗粒剂，每日 1 剂，分 2 次冲服。

二诊（2016 年 2 月 1 日）：诸症好转。

嘱常服三七粉，每次 2g，每日 2 次。

病案分析：初诊时患者痤疮见舌暗，考虑为瘀血所致，给予桃红四物活血化瘀；酸枣仁、肉苁蓉、当归等温阳养血安神之品治疗失眠、足凉、便秘。二诊，诸症好转，常服三七粉以资巩固。

痤疮在西医学中称为青春痘，主要与雄性激素水平及皮脂腺分泌增加有关，以粉刺丘疹、脓疮等为特征，多发于面部，重则延及胸背，好发于 12～25 岁青年。

中医学早在《黄帝内经》中对痤疮的形成就有较详细的论述，《素问·生气通天论》云："汗出见湿，乃生痤痱""劳汗当风，寒薄为皶，郁乃痤。"清代《医宗金鉴》则直称"肺风粉刺"，现在俗称为"粉刺"。历代医家多认为是肺胃热盛、毒热相结于面所致，然徐老师认为不尽其然。

案一为青壮年，多食酒肉，肺胃蕴热，近来工作压力大，心烦、多梦，肝胆热盛，血随热壅于面颊，宜清肝凉血解毒为要。案二为学生，通身及头体焮红，热毒正旺，给予清热解毒凉血之方，重用紫草、大黄清热解毒、凉血活血。案三月经量少、腰凉为肾亏血虚，治以养血补肾为要，处以健脾养血、温阳补肾之法。案四以血瘀为主，重用活血药。疾病虽小，仍要细心治，不宜一方同治。

身　痒

韦某，女，36 岁。

初诊（2015 年 10 月 17 日）：诉全身痒重 2 年余，不定处，此消彼起，有时皮肤起红色丘疹，搔之红肿成片。夜间痒重，影响睡眠，曾在多家医院就诊，诊断为过敏性荨麻疹或湿疹。内服中药、西药，以及外用药物，仍效果不好，反复发作。面白，神清，纳可，大小便正常，舌红，苔薄黄，脉平。

辨证：风热犯肺卫。

治法：清肺热，凉血祛风。

处方：桑白皮 10g，地骨皮 10g，当归 15g，赤芍 10g，牡丹皮

10g，生地黄 15g，金银花 10g，连翘 15g，荆芥 10g，防风 10g，徐长卿 15g，土茯苓 15g，生甘草 6g。7 剂，用 2000mL 水浸泡 2 小时，3 遍煎，取 600mL，分 3 次服用，每日 1 剂。

嘱其忌食辛辣、鱼虾腥等食物。

二诊（2015 年 10 月 24 日）：自觉身痒减轻，夜间能入睡，皮肤仍有红色丘疹。舌红，苔薄黄，脉平。

效可，继服上方 10 剂，服法和注意事项同初诊。

三诊（2015 年 11 月 6 日）：身痒很少发作，皮肤无红色丘疹，搔之不红肿。舌淡，苔薄黄，脉平。

患者自觉效果很好，要求再服 2 周以巩固治疗。

四诊（2015 年 12 月 10 日）：全身不痒，自行停药后未再发作。

嘱其注意休息，仍忌食辛辣，鱼虾腥等食物。

病案分析：西医学诊断本病为过敏性荨麻疹或湿疹，病因不明，治疗效果欠佳，反复发作。中医学早在《幼科全书》称其为"身痒"，在《诸病源候论》称为"风痒"，并在《诸病源候论·风痒候》中述："邪气客于肌肉，则令肌肉虚，真气散去，又被寒搏皮肤，外发腠理，闭毫毛。淫邪与卫气相搏，阳胜则热，阴胜则寒；寒则表虚，虚则邪气往来，故肉痒也。凡痹之类，逢热则痒，逢寒则痛。"从中我们可以看出，此病易反复，身痒多与风、寒、热、虚等有关。在《素问·至真要大论》中提到："诸风掉眩，皆属于肝""诸痛痒疮，皆属于心""诸湿肿满，皆属于脾。"从病因角度分析，痒与风、湿、热有关，在脏腑角度看与心、肝、脾三脏关系密切，因此医家多采取《外科正宗》中的消风散等方加减，确实有一定疗效，此患者在他处已服用过此方，初服效果显著，但久服效果不明显。

徐老师认为，病在皮肤当与肺有关，肺主皮毛，易受风邪，肺之精气，脾气散精，上归于肺，如果肺有伏火，郁热则"水津不能分布，五经焉能并行，湿溢皮肤，郁阻血行"形成风疹、湿疹之类的皮肤病。徐老师重用泻白散，配金银花、连翘有清肺热、解毒祛伏火之功；用土茯苓、荆芥、防风、徐长卿来祛湿散风止痒；用四物汤合牡丹皮来养血凉血解毒。全方有清肺伏热、祛风祛湿、凉血解毒之效，所以疾病向愈。

按： 徐老师治疗皮肤病注重配合宣肺、清肺、润肺等。我们学习经典时必须牢记：不要死啃书本，要活解创新，结合临床去理解引申，方能提高治愈率。

头 屑

蔡某，男，42岁。

初诊（2015年5月6日）： 诉头屑多已多年，近来加重。曾在多家医院治疗，无明显效果，故前来就诊。患者头屑多之如云片，手指皮裂，两足酸，纳可，手足偏凉，小便正常，大便偏干，舌苔薄黄，脉平。

辨证： 肾阴虚，血虚生风。

治法： 滋补肾阴，健脾养血，祛风润燥。

处方： 荆芥10g，防风10g，当归10g，杭白芍10g，熟地黄10g，牡丹皮10g，何首乌10g，茯苓10g，墨旱莲10g，女贞子10g，土茯苓10g，山药10g，山茱萸10g，丹参10g，怀牛膝10g，陈皮10g，生甘草10g。5剂，颗粒剂，每日1剂，分2次冲服。

二诊（2015年5月12日）： 手指皮裂好转，手足酸减轻，头屑情况较前有所好转，食欲佳，二便可，舌脉同初诊。

服5剂，即见好转，辨证同初诊，继服上方10剂。

三诊（2015年5月26日）： 手指皮裂已好，无手足酸，头屑很少，恢复正常。

嘱不用服药，注意休息，病已痊愈。

病案分析： 头屑多在西医学认为是头皮中定植的真菌和细菌（如卵圆形糠秕孢子菌等）大量生长繁殖引起头皮炎症，导致脂溢性皮炎；或者大量皮脂被非微生物（如痤疮丙酸杆菌等）分离出游离脂肪酸，刺激皮肤引起炎症，而引起头屑多。通过治疗痤疮、脂溢性皮炎、接触性皮炎来治疗头屑多，效果不尽如人意。

本病在中医学认为属于"白屑风"，早在《外科正宗·白屑风》

中说:"白屑风多生于头、面、耳、项、发中,初起微痒,久则渐生白屑,叠叠飞起,脱之又生。"《医宗金鉴》中认为此证初生发内,延及面目、耳顶、燥痒,日久飞起白屑,脱去又生。由肌热当风,风邪便入毛孔,郁久燥血,肌肤失养,化成燥证也。

　　临床一般分为风热化燥、湿热生风、血热化燥、毒邪浸润等类型,多以实证、热证居多,治疗上多以清热利湿、凉血润燥为主。观本案患者与之不符,查体出现两足酸、手指皮裂为脾肾两虚,因为脾主肌肉四肢,肾主骨,故为脾虚、肾虚。脾又主运化,化生气血,发为血之余,故脾虚致化血不足则血虚,头皮失去润燥,故脱屑增多。故认为此案患者应为肾虚、脾虚、血虚、生风生燥,用滋补脾肾、养血祛风来立法。徐老师用《医便》中的二至丸滋肾阴;山茱萸补肾收涩以防脱屑过多;用牛膝来补肾壮腰膝治疗两足酸软;方中的山药在《名医别录》中记载有治疗头面游风、补五脏之功,《本草纲目》中也提到山药能"益肾气,健脾胃,润皮毛",在此处用山药既健脾、补肾,又润燥,用来治疗脱屑;用荆防四物汤配以何首乌来养血润燥、活血祛风;土茯苓配赤芍,现代药理研究有杀菌、提高皮肤免疫力的作用,治疗各种皮肤病均有良效;用茯苓配陈皮来健脾胃,同时防止方中滋阴养血药影响消化吸收;方中所用丹参甚好,引领诸药,上下交通,旁达全身肌表。有三补不如一破之妙。

　　综上方既补肾健脾固本又养血润燥治标,取标本兼治、上病下取之意,补肾养血以使病愈。

第五章

五官科疾病

鼻　炎

案一

李某，男，8岁。

初诊（2015年11月9日）： 诉鼻塞半年余。流黄涕，口腔有异味，纳差，晨起咳嗽欲吐，二便正常，舌红，苔黄厚。

辨证： 肺胃湿热。

治法： 清热化湿，宣肺通窍。

处方： 藿香10g，白芷10g，薄荷6g，紫苏梗10g，半夏9g，茯苓10g，炙枇杷叶20g，牡丹皮10g，川芎6g，砂仁6g，黄芩6g，香附6g，川贝母6g，枳壳6g，生甘草3g。6剂，水煎服，每日1剂，分2次服。另服藿胆丸，每次3克，每日2次。

二诊（2015年11月16日）： 家长代述，鼻塞已好转，黄涕少，无咳嗽，食欲已恢复。舌红，苔薄黄。

疾病已明显好转，嘱服藿胆丸巩固，避免感冒，以防复发。

病案分析： 本病在西医学诊为鼻窦炎，由细菌、病毒或真菌引起，分为急性鼻窦炎和慢性鼻窦炎，此案属于慢性鼻窦炎。治疗宜鼻腔护理、口服抗生素和抗病毒药等。

中医学认为本病为鼻渊，多由外感风热邪毒；或风寒侵袭，久而化热，邪热循经上蒸，犯及鼻窍；或胆经炎热，随经上犯；或脾胃湿热，循胃经上扰等引起。

此案患者纳差、口腔异味、咳嗽欲吐、舌红、苔黄厚为湿热蕴肺、脾不健运。故用藿香、黄芩、牡丹皮清肺胃热；用半夏、茯苓、砂仁、香附健脾除湿热；晨起咳嗽、鼻塞为肺气被郁、鼻窍不通，用白芷、薄荷、川芎、枳壳等理气活血通窍之品治之。

案二

李某，男，12 岁。

初诊（2015 年 11 月 19 日）：诉鼻塞 1 个月。目赤多眵，咽痛痒，能饮水，大便干，小便正常，舌红，苔黄，脉弦。

辨证：肝火上炎。

治法：清肝泻火，息风通窍。

处方：薄荷 10g，金银花 10g，板蓝根 15g，贯众 10g，白芷 10g，桑叶 10g，菊花 10g，牛蒡子 10g，生石膏 15g，知母 10g，生地黄 10g，牡丹皮 10g，栀子 10g，草决明 10g，白茅根 15g，花粉 15g，生甘草 6g。6 剂，水煎服，每日 1 剂，分 2 次服。

二诊（2015 年 11 月 25 日）：目已无眵，鼻已通气，无咽痛、痒，大便恢复正常。舌淡红，苔白，脉平。

病已痊愈，无需服药，注意休息，防感冒，避免复发。

病案分析：西医学认为鼻炎可以用滴剂和口服抗生素治疗。此例应属中医学文献中记载的"鼻窒"。目赤多眵、便干、咽痛痒、舌红苔黄、脉弦为肝火生风、上扰清窍，处以薄荷、生地黄、菊花、牡丹皮、栀子、草决明来清肝凉血；治其目赤多眵用金银花、板蓝根、贯众清热解毒配合治疗咽痛、咽痒；用生石膏、生地黄、牛蒡子、草决明相配治疗便干之症；用白茅根、花粉与生石膏、知母、生地黄相配，治疗能饮水之症；同时桑叶、薄荷配白芷有通窍之效。全方有清肝泻火、祛风通窍之功。

案三

宋某，女，15 岁。

初诊（2015 年 12 月 1 日）：诉鼻塞、咳嗽两个月。干咳无痰，纳可，眠可，大便干，小便正常，舌红，苔薄少，脉细。

辨证：阴虚火旺。

治法：滋阴降火，通窍。

处方：川芎 20g，王不留行 10g，当归 20g，赤芍 10g，牡丹皮 10g，薄荷 10g，生地黄 10g，苦杏仁 10g，桔梗 10g，蝉蜕 10g，桃仁 10g，芦根 10g，玄参 10g，生甘草 6g。3 剂，颗粒剂，每日 1 剂，分 2 次冲服。

二诊（2015 年 12 月 5 日）：服药后鼻塞明显减轻，咳嗽很少出现，咳有少量痰。舌淡红，苔少，脉细。

效不更方，继服上方 3 剂。

三诊（2015 年 12 月 8 日）：鼻已通气，无咳嗽。舌淡红，苔少，脉平。

症消脉平，停药观察。

病案分析：此案患者的鼻塞出现干咳无痰、大便干、舌红苔薄少、脉细，为一派阴虚证候，故处以牡丹皮、赤芍、生地黄、玄参、芦根等滋阴降火之品，配以川芎、王不留行、蝉蜕、薄荷等通窍，加以苦杏仁、桔梗，一宣一降，宣统肺气来止咳；另有生地黄、当归、玄参配桃仁有通大便、利肺气之意。全方有滋阴降火、宣肺通窍之功。

按：三案鼻炎，临床表现不一，治法不一。案一为湿热所致；案二为肝火生风，上扰清窍所致；案三为阴虚火旺所致。三案病机不同，治法定然不同。临床所见疾病，一定不要被西医学病名所困，观其脉证，知犯何逆，随证治之。

急性喉炎

李某，男，7 岁。

初诊（2009 年 10 月 8 日）：述昨日学校组织唱歌，患者高声呼喊致汗出，今日起床，声音嘶哑，咽痛，干咳，遂来诊。体温 36.8℃，咽充血（＋），两肺呼吸音粗。平素体质健康，喜欢运动，饮食、二便正常。舌红，苔薄黄，脉弦稍数。

辨证：热灼伤阴。

治法：清热解毒，利咽润喉。

处方：金银花 10g，连翘 10g，板蓝根 10g，牛蒡子 10g，薄荷 5g（后下），青果 10g，麦冬 10g，生地黄 10g，玄参 10g，蝉蜕 5g，生甘草 5g。3 剂，水煎服，每天 1 剂分 2 次服。

3 剂后痊愈。

病案分析：急性咽喉炎属"喉疾"咳嗽，有"肺实不鸣"之说，多以宣肺为主。本案处以宣肺清热、利咽润喉之法，喉疾得愈。

口　疮

闫某，女，52 岁。

初诊（2015 年 11 月 19 日）：诉口疮反复多年。患者口臭，喜热饮，胃胀痛，眠可，心烦，双足凉，舌淡红，苔薄黄。

辨证：上热下寒。

治法：清上温下。

处方：黄连 10g，黄芩 10g，炮姜 10g，党参 15g，吴茱萸 10g，木香 10g，肉桂 5g，牛膝 15g，陈皮 10g，延胡索 20g，白芷 10g，甘草 5g。7 剂，水煎服，每日 1 剂，分 2 次服。

二诊（2015 年 11 月 26 日）：服药后口臭、胃胀已除，上热已清，仍有口疮、足凉、心烦。舌淡红，苔薄黄，脉沉。

上方去黄芩、延胡索加紫石英 15g。7 剂，水煎服，每日 1 剂，分 2 次服。

三诊（2015 年 12 月 8 日）：口疮已除，纳差。舌淡红，苔薄白，脉弦细。

治法：补脾益肾。

处方：肉桂 10g，牛膝 15g，紫石英 15g，山茱萸 20g，木香 10g，陈皮 20g，党参 15g，山药 20g，甘草 3g。7 剂，水煎服，每日 1 剂，分 2 次服。

病案分析：口疮在西医学中称为"口腔溃疡"，认为是由多种因素综合作用的结果。如情绪不佳、饮食问题、维生素缺乏等，造成口腔内皮肤黏膜免疫力低下。临床分型很多，治疗时对症治疗和全身治疗相结合。

中医学在《黄帝内经》中称其为"口糜""口疮"或"口病"。本病有虚实之分，多为实火，久病则多为虚火，虚火又有阴虚和气虚两端。三者密切相关，实火迁延不除，必灼阴耗气；阴虚日久，必伤及气；气虚常伴有阴虚证候。治疗时，实火可苦寒直折；虚火切忌用苦寒药，可益气，或养阴。

患者初诊，口疮、口臭、胃胀、胃热、足凉、喜热饮为其下有寒，故为上热下寒。用黄连、黄芩清其上热；用炮姜、肉桂、吴茱萸温其下寒；用木香、党参、陈皮、延胡索、白芷理其中焦，除其胀痛；用牛膝引火下行。全方蕴含交通心肾的交泰丸，治其肝胃郁热的左金丸加以健其中焦之品，使中焦得健，气机畅通，水火既济，上下得治。二诊，药后口臭、胃胀得除，但仍有足凉，故减去黄芩、延胡索加紫石英以温肾阳。三诊，诸症好转，为防其复发用补脾益肾方加以巩固。

按：此例口疮是心肝火旺、肝肾阴虚导致的上下交通不利，先除上热，即温补脾肾，以治其本也。

中耳炎

宋某，女，9岁。

初诊（2015年9月21日）：诉左耳道流脓2个月，2个月内左耳道脓性分泌物不断，曾去某医院用抗生素、滴耳液等治疗，效不佳，特来就诊。患者时有鼻塞，烦躁，大便干，小便黄，舌红，苔黄，脉滑。

辨证：肝胆湿热。

治法：清肝泻热，宣肺通窍。

处方：薄荷10g，白芷10g，辛夷6g，柴胡9g，黄芩6g，川芎6g，连翘10g，牡丹皮10g，石菖蒲6g，栀子10g，茯苓10g，木通6g，生地黄10g，防风10g，生甘草6g。7剂，颗粒剂，每日1剂，分2次冲服。

二诊（2015 年 10 月 10 日）： 鼻塞、烦躁已消失，大便正常。耳道有少量分泌物，舌红，苔薄黄，脉滑。

观其诸症已好转，改用血余炭、冰片等份研末吹入耳中，每日 2 次。

三诊（2015 年 10 月 18 日）： 耳道已 3 天无流脓，病告痊愈。

病案分析： 西医学认为中耳炎是由病毒或细菌感染引起，常规应用抗病毒药、抗生素治疗，以及配合外用滴耳液等，有部分患者易转变成慢性中耳炎，容易复发。

早在明代王肯堂著《证治准绳》中云："曰停耳，亦曰耳湿，常出黄脓。有耳风毒，常出红脓。有缠耳，常出白脓。有耳疳，生疮臭秽。有震耳，耳内虚鸣，常出清脓。"提出耳脓有黄脓、白脓、清脓之别，比西医学认为中耳炎有化脓性中耳炎、分泌性中耳炎之别要早多年。中医学认为耳脓有虚实之分，涉及肝、胆、肾三脏，治疗宜清利肝胆湿热、滋肾阴清虚火。

本案患者耳道有分泌物伴有烦躁、舌红苔黄、脉滑，应为肝胆湿热，用清肝利湿热的龙胆泻肝汤，因患者年龄小，龙胆味苦，故去之，用薄荷、白芷、辛夷通其鼻窍，同时也具通耳窍之意，故奏效。用本法治愈患者多例。

化脓性扁桃体炎

翁某，男，7 岁。

初诊（2012 年 1 月 2 日）： 诉发热、咽痛 1 周。体温 39.5℃，两侧扁桃体 3 度肿大，表面布有黄白色脓点，咽充血，纳少，喜凉饮，舌红，苔黄，脉数。

诊断： 乳蛾。

治法： 清热解毒，利咽排脓。

处方： 金银花 10g，连翘 15g，板蓝根 15g，山豆根 10g，皂角刺 10g，败酱草 10g，白芷 10g，薄荷 6g，生地黄 10g，赤芍 10g，路路通 10g，生甘草 5g。3 剂，水煎服。

二诊（2012年1月5日）：口服3剂中药，自服罗红霉素、阿司匹林后热已退，仍咽痛，不思饮食。咽部充血，扁桃体脓点仍存在，舌红，苔黄，脉数。

处方：金银花10g，连翘15g，板蓝根15g，山豆根10g，皂角刺10g，败酱草10g，白芷10g，薄荷6g，生地黄10g，赤芍10g，路路通10g，生甘草5g，穿山甲10g。3剂，水煎服。

三诊（2012年1月8日）：不再发热，咽痛消失，食欲好转。扁桃体2度肿大，无脓，咽部仍充血，舌红，苔薄黄，脉滑。

处方：金银花10g，连翘15g，板蓝根15g，山豆根10g，皂角刺10g，败酱草10g，白芷10g，薄荷6g，生地黄10g，赤芍10g，路路通10g，生甘草5g，穿山甲10g。3剂，水煎服。

四诊（2012年11月11日）：无任何不适。扁桃体2度肿大，无脓，咽部无充血，舌淡，苔白，脉平。

停药观察。

五诊（2013年1月13日）：其父代述，患者前两周发热，扁桃体肿大化脓，到发热门诊就诊，用抗生素治疗后，热退，脓成未溃，前来取中药。

根据表述给予2012年1月5日方5剂。

2014年2月，患者母亲身体不适，前来就诊时说此患者又多次乳蛾脓成发热，每服用含穿山甲方皆取效。从2013年1月至今，再未出现扁桃体发作。

病案分析：化脓性扁桃体炎多见于儿童和青少年人群，是机体受细菌或病毒等微生物感染性疾病。具有起病急、进展快、易反复发作的特点。临床表现为高热、咽痛、扁桃体肿大，充血化脓等。用抗生素、抗病毒药物治疗。

中医学称之为"喉痹""喉风""乳蛾""喉痈"，一般认为由风热犯肺或肺胃热盛，热毒壅闭咽喉，热毒或火毒上扰咽喉后，蒸灼肌膜、血肉壅腐而致，引起扁桃体肿大，严重者肌膜血肉腐化为脓。在治疗上一般多采用清热解毒排脓法，临床上常用银翘散加味，金灯山根汤、五味消毒饮等加减，疗效对大多数患者还可以，但有很多顽固性病例，会反复发作、脓液不溃，效欠佳，徐老师治疗此类顽固性病例喜加穿山甲 10g，服后脓溃热退。

按：穿山甲味咸、性凉、微寒，具有搜风通络、消肿排脓、通经下乳之功效。实为脓成者速溃之要药。

早在《外科正宗》的透脓散，以及《医学心悟》的程氏透脓散中都取其透脓力宏，用于治疗疮疡脓成难溃之症。近代张锡纯在《医学衷中参西录》中称穿山甲有"走窜之性，无微不至"，并有病案阐述。徐老师认为穿山甲有立竿见影、药到病除之功，临床加用每获甚效。

注：2020 年《中华人民共和国药典》未收录穿山甲，因其被升为国家一级保护野生动物，不再入药，此文仅阐述其药用效果。

第六章

杂病

不明发热

王某，男，48岁。

初诊（2018年10月26日）：诉淋雨后发热20多天，住当地医院检查空腹血糖8mmol/L，其余均正常。曾用激素、抗生素治疗，效不佳，疑为免疫性疾病，故来诊。患者体温38～40℃，口渴能饮，下腹部不适，有红丘疹，手心热，自汗盗汗，尿黄，舌淡，苔根黄厚，脉滑结代。

辨证：气虚血热，下焦湿热。

治法：益气凉血，清热利湿。

处方：生石膏20g，知母15g，生地黄15g，牡丹皮10g，赤芍10g，地锦草10g，生薏苡仁10g，泽泻10g，白茅根10g，芦根10g，黄柏10g，苍术10g，金银花10g，贯众10g，黄芪10g，生甘草5g。5剂，颗粒剂，每日1剂，分2次冲服。另服炎热清片，每次2片，每日2次。

二诊（2018年11月17日）：体温36.5℃，血糖7.1mmol/L，热退，纳可，尿黄，便干。舌有齿痕，苔黄，脉滑。

处方：黄柏15g，苍术10g，生地黄15g，牡丹皮10g，赤芍10g，生薏苡仁10g，生大黄10g，黄芪10g，知母10g，白茅根10g，山药15g，生甘草5g。7剂，颗粒剂，每日1剂，分2次冲服。

三诊（2018年11月24日）：身仍有红疹痒，血糖高。舌苔黄，脉关滑。

处方：黄柏15g，苍术10g，生地黄15g，大黄10g，川芎10g，赤芍10g，牡丹皮10g，知母30g，地肤子10g，白鲜皮10g，白茅根10g，蒺藜10g，生甘草5g。7剂，颗粒剂，每日1剂，分2次冲服。

四诊（2019年1月27日）：因发热复发就诊，体温39℃，鼻干带血，身起红丘疹，无痒，腿胀痛。舌苔黄，脉滑。

辨证：下焦湿热，热郁血分。

治法：清热利湿，凉血利尿。

处方：生地黄 15g，牡丹皮 10g，赤芍 10g，金银花 10g，贯众 10g，知母 10g，黄柏 10g，苍术 10g，秦艽 10g，生薏苡仁 10g，淡竹叶 10g，生甘草 5g。7 剂，水煎服，每日 1 剂，分 2 次服。

五诊（2019 年 2 月 16 日）：发热 6 天，体温 39℃，身起红丘疹，手腿胀，纳可，大便干。苔黄厚，脉滑。

处方：金银花 10g，贯众 10g，牡丹皮 10g，生薏苡仁 20g，黄柏 10g，苍术 10g，紫草 10g，淡竹叶 10g，大黄 6g，生地黄 10g，栀子 10g，土茯苓 10g，生甘草 3g。14 剂，颗粒剂，每日 1 剂，分 2 次冲服。另服羚羊角粉，每次 0.5g，每日 2 次。

六诊（2019 年 3 月 3 日）：仍低热、盗汗、腹部皮肤红疹，饮食、二便正常，舌红苔黄，脉弦数。

辨证：肝胆湿热，热郁血分。

治法：清肝泄热，凉血除湿。

处方：柴胡 15g，黄芩 10g，牡丹皮 10g，栀子 10g，生地黄 15g，当归 10g，赤芍 10g，白芍 10g，黄柏 10g，知母 10g，炒白术 10g，茵陈 10g，茯苓 10g，土茯苓 10g，生甘草 5g。7 剂，颗粒剂，每日 1 剂，分 2 次冲服。

七诊（2019 年 3 月 9 日）：体温正常，皮肤仍有红疹、痒，血糖 7.2mmol/L，脉滑，苔黄厚。

继服上方 14 剂。

八诊（2019 年 3 月 23 日）：体温 36℃，血糖 6～7.2mmol/L，每日大便 1～3 次，脉滑数，苔薄黄。

处方：生地黄 15g，赤芍 10g，牡丹皮 10g，苍术 10g，黄柏 10g，牛膝 10g，炒薏苡仁 20g，土茯苓 20g，龙胆 10g，白鲜皮 10g，地肤子 10g，生甘草 5g。14 剂，颗粒剂，每日 1 剂，分 2 次冲服。

随访至今未见发热丘疹。

按：患者因淋雨引发发热，但接诊时无外湿身痛头重指征，口渴能饮乃肺胃热盛。手心热、汗出、脉结代、舌淡为虚证。其下部丘疹、尿黄、舌根黄厚为下焦湿热。本病气虚血热、下焦湿热并存，给予理气凉血、清热利湿之剂。热退病除。

巨细胞病毒肝炎

案一

闫某，男，3个月。

初诊（2013年8月12日）：家长代诉，患者在某医院检查示巨细胞病毒（＋），肝功能检查示谷草转氨酶185U/L、谷丙转氨酶120U/L。面黄，尿黄，每日大便3～4次，母乳喂养。舌苔黄，指纹红过气关。

辨证：湿热阻滞中焦。

治法：健脾利湿，消热退黄。

处方：太子参10g，茯苓10g，炒白术10g，茵陈6g，莪术6g，虎杖10g，木香6g，砂仁6g，牡丹皮6g，鸡内金10g，金钱草15g，生甘草3g。10剂，水煎服，每2天服1剂。

二诊（2013年9月10日）：服药后，面色较之前红润，吃乳增加，每日大便3～4次。

上方去莪术、虎杖。10剂，水煎服，每2天服1剂。

三诊（2013年10月5日）：查肝功能正常。

嘱其家长注意喂养，不用服药。

病案分析：黄疸一症，西医学认为有正常和病理之分，引起病理性黄疸的原因很多，其中巨细胞病毒感染引起的，治疗以抗病毒药为主。历代医家对黄疸的名称记载较多，如《诸病源候论》中云："小儿在胎，其母脏气有热，熏蒸于胎，到生下小儿体皆黄，谓之胎疸也。"《婴童百问·胎疾》中记载："胎黄候，则小儿生下，遍体面目皆黄，状如金色，身上壮热，大便不通，小便如栀子汁，乳食不思，啼叫不止，皆因母受热而传于胎也，凡有此症，乳母可服生地黄汤，仍忌热毒之物。"

古人已经论证黄疸与患者母亲有关，并提出病因和治疗原则，现在中医学将黄疸分为阳黄和阴黄，认为阳黄多与湿热有关，偏湿重，治宜利湿化浊，佐以清热，使黄从小便解，方用茵陈五苓散；偏热重，治宜清热利湿，佐以泄下，使黄从里补，用茵陈蒿汤和茵栀黄颗粒或茵栀黄口服液；阴黄用茵陈理中汤、茵陈四逆汤等。

本案患者面黄、尿黄、舌苔黄，诊为黄疸，属阴虚、湿热阻滞，给予清热利湿的茵陈、虎杖、金钱草配以健脾益气消食的太子参、茯苓、炒白术、木香、砂仁来健脾利湿退黄；莪术有活血利湿退黄之功，现代中药药理研究说明莪术、虎杖、金钱草都有抗病毒作用。

案二

袁某，男，3个月。

初诊（2015年3月22日）：家长代诉，患者全身黄染1月余，面色萎黄，进乳量少，尿黄，舌淡红，苔薄黄，巨细胞病毒（+），肝功能检查示谷草转氨酶120U/L、碱性磷酸酶109U/L、谷丙转氨酶86U/L。

辨证：湿热阻滞。

治法：健脾除湿，清热活血。

处方：茵陈10g，丹参10g，苍术10g，陈皮10g，厚朴10g，太子参10g，猪苓10g，金钱草15g，鸡内金10g，炒白术20g，五味子10g，板蓝根10g，生甘草3g。15剂，颗粒剂，每2天服1剂。

二诊（2015年4月8日）：进乳明显好转，大便稀，肝功能检查示谷丙转氨酶64U/L、谷草转氨酶50U/L。

上方去板蓝根加芡实10g。10剂，颗粒剂，每2天服1剂。

三诊（2015年5月5日）：肝功能检查正常，饮食、二便正常。停服中药。

病案分析：本案患者属阳黄、湿热中阻，用清热利湿退黄的茵陈、金钱草、猪苓、板蓝根配以健脾的苍术、陈皮、厚朴、太子参、炒白术、鸡内金使湿热毒清、脾气健运；配以活血保肝的丹参、五味子之品，使病毒消、肝功能恢复。

按：婴幼儿巨细胞感染、黄疸、肝脾大等，属中医"胎黄""癖疾"范畴，多由母体传染引起，给予清热解毒、利胆排黄、健脾化瘀之方。两案均得到满意效果。

心肌炎后遗症

蒲某，男，4岁。

初诊（2020年9月6日）：家长代诉，患者患心肌炎2年，曾在省级医院进行中西医治疗，服中药（黄芪、丹参、五味子、甘草各等份冲服）3个月无效。窦性心率，伴发室颤，静止时长叹气，活动后反而无长叹气，自汗盗汗，心慌气短，夜卧不安，活动如常，面红体健，舌红，苔薄黄，脉平。

辨证：心气血两虚。

治法：益气活血，养心止汗。

处方：黄芪20g，炒白术20g，防风5g，乌梅10g，牡丹皮10g，生地黄10g，当归10g，赤芍10g，麦冬10g，丹参10g，苦参5g，生甘草5g。20剂，水煎服，每日1剂，分2次服。

二诊（2020年10月3日）：窦性心率，未见异常。自汗盗汗减轻，气短消失，长叹气减轻，舌红，苔薄黄，脉平。

辨证同上，继服上方10剂。

三诊（2020年11月6日）：窦性心律。无自汗盗汗，胸闷气短消失，眠可，舌淡，苔白，脉平。

嘱其停药后多复查，应避免感冒。

3个月后其母，诉患者心电图正常，未见复发。

病案分析：病毒性心肌炎一症，西医学认为由于其对心肌影响程度不同，产生的后遗症亦不同。如影响心功能，会出现心衰，出现劳力性呼吸，端坐呼吸，影响睡眠；如心律失常，部分患者会经常出现胸闷、心悸，查心电图为室性早搏或室上性早搏，严重者出现恶性心律失常，导致死亡；部分患者会因免疫反应，产生脏器损伤。治疗用营养心肌的辅酶Q10、维生素C等效果不明显。

中医学认为心肌炎后遗症出现症状归为"心悸""怔忡""胸痹"

等范围，治疗上用活血养心、益气养阴之法。

本案患者在某省级医院用西药以及 4 味中药治疗 2 年，仍反复发作。来诊时胸闷气短、叹气、自汗盗汗，徐老师用益气活血、养心止汗之方使其痊愈。

按：早在孙思邈《千金翼方》中就有"五参丸"记载，即用苦参、人参、沙参、玄参、丹参来治疗心经有热。

徐老师在治疗心律失常时在辨证基础上加用一味苦参往往收到明显疗效。苦参归心、肝、大肠、膀胱经，有清热燥湿、杀虫利尿之功效，常用于治疗湿疹、痔疮、疥癣、女性外阴瘙痒等皮肤科疾病。据现代药理学研究，苦参有抗心律失常作用，本案例也可佐证。

第七章

杂谈

防风通圣丸治疗呃逆

2000年夏天，我朋友是部队干部，由济南出发至山东文登，酒食后呃逆，给胃复安注射剂及推拿法等多种方法治疗，仍只要说话则呃逆频繁，必须终止言语，其妻电话询问于我，细问得知，患者表现为张口欲言、咽痒便作，引发呃逆、心烦神乱，饮食正常，喜凉饮。余随告之服防风通圣丸，即日呃止。患者平日进食膏粱厚味，热积于内，言则风于口鼻外入，需外解风邪、内清郁热，防风通圣作用合拍。

防风通圣丸是由《素问宣明论方》中的防风通圣散衍变而来。防风通圣散被称为通利人体九窍之神药，可治疗的疾病甚多。通目窍可治疗部分结肠炎；通鼻窍可治疗鼻炎引起的鼻塞；通耳窍可治疗外耳道湿疹、外耳道炎症、中耳炎等；通咽喉可以治疗部分气机不利之咽炎；通皮窍可治疗湿疹、荨麻疹、毛囊炎等；通口窍可治疗口腔溃疡、口疮等；通前阴窍可治疗小便不利（如淋症）；通后阴窍可治疗痔疮、肛周脓肿、肛周湿疹等。

其一，患者呃逆伴咽喉不利，在此处用防风通圣丸可通咽窍，使气机得利，呃逆得止。从防风通圣丸的中药组成来看，防风、麻黄、荆芥、薄荷、桔梗有疏风发汗解表之功，另桔梗可升提开窍、走上走表，使风邪热邪从表而解；连翘、黄芩、生石膏、栀子、滑石、芒硝、大黄有清里热之功，使三焦热邪从大小便而出；白术、当归、白芍、川芎、甘草有健脾养血、活血之功，使脏腑气血得充，气血充足，气机推动有力，利于疾病转愈。全方可外治表邪，内治里热，还可以调节脏腑气血，疏通机体内外气机。

其二，此患者外有表邪、风邪（咽喉痒），内有积热（心烦、喜凉饮），应用此方可外解风邪，内通里热，外解里通，气机得畅，呃逆得止。

通过以上两点分析：用防风通圣丸治疗此案呃逆是病症和药症相应。

按：防风通圣丸临床应用比较广泛，用于治疗皮肤类疾病如湿疹、荨麻疹、痤疮、带状疱疹、脂溢性皮炎、银屑病等；用于治疗内脏疾病如高血压、高血脂、尿路感染、痔疮等。而治疗呃逆一症，临床鲜有报道。

桂枝汤的应用

案一

王某，男，54岁。

初诊（20世纪80年代）：诉因低热3天服感冒药无效，来济南就诊。患者怕风寒，体温在37.6～37.7℃之间，舌淡，苔白，脉浮。

辨证：太阳中风。

治法：解肌发表，调和营卫。

处方：桂枝10g，杭白芍10g，生甘草5g。3剂，水煎服，每日1剂，分2次服。另嘱每剂药自备大枣3枚、生姜3片。

药价共计1角8分。其子难为情，返余诊室曰："父不归宿，其原因是觉得你这大夫瞧不起我们乡下人，更有欺骗之嫌，挂号2角，3剂药1角8分，实难说辞。"余请其父入诊室，对之曰："药与病符，不论贵贱，若服之无效，余付药费两倍于你，何与？"其父勉强而去。

3日后，其子到门诊赔礼道谢，曰："服3剂药已痊愈。"并说些赞美之言、道歉之词。

案二

吴某，女。

初诊（21世纪初）：诉因感冒发热身痛，服扑热息痛、安乃近后，汗出，热暂退。现仍38℃左右。怕冷，发热，颈背身痛，舌红，苔薄，脉濡不快。

辨证：太阳中风。

治法：解肌发表，调和营卫。

处方：桂枝 10g，白芍 10g，大枣 10g，炙甘草 10g，生姜 10g，葛根 30g。

服桂枝加葛根汤 3 剂病愈。

按：《伤寒论》中多处提到桂枝汤，由桂枝汤延伸的方剂有 17 个之多。吾今天用自己的观点谈一谈桂枝汤。首先，桂枝汤中的桂枝和生姜都是辛温药，具有发汗作用，并且桂枝可治气冲，生姜降呃逆，使汗随气从上至下而出，发汗而不为过；白芍有收敛之功，防止桂枝升发太过，同时白芍有生津之功；炙甘草和大枣可甘缓入脾，有补脾养胃生津之效，配合桂枝、生姜、白芍共同起到护胃气之效，从而不难看出桂枝汤具有护胃气的作用。其二，桂枝具有温阳补气之效，白芍有养阴血作用，桂枝辛散、白芍酸收，一散一收，对全身气血起到调节作用，中医学称为调营卫。其三，桂枝合生姜辛温化阳，白芍配甘草酸甘化阴，因此桂枝汤有调合阴阳作用。其四，全方中桂枝、生姜、甘草、大枣都具有补益作用，桂枝汤是补益强壮之剂。整个一部《伤寒论》告诉我们核心的观点是保胃气、存津液，而桂枝汤正是保胃气、存津液第一方，不愧为群方之首。体现中医学调和阴阳气血以达整体平衡的思想。作为一位中医工作者，我们应熟读经典，用于临床，更好服务患者。